TU PESO IDEAL PARA SIEMPRE

Dr. Barry Sears
Dr. Riccardo Pina
Y la colaboración del cocinero Joaquín Felipe

Tu peso ideal
para siempre

con la Dieta de la Zona
40-30-30

EDICIONES URANO

Argentina - Chile - Colombia - España
Estados Unidos - México - Perú - Uruguay - Venezuela

Advertencia

La presente obra no pretende reemplazar el consejo de un profesional de la medicina. La persona enferma o que sospecha que lo está, debe recurrir a la consulta de un médico. Quien toma regularmente medicamentos bajo receta médica, nunca debe alterar su dieta habitual (buena o mala) sin antes consultar con su facultativo, pues cualquier cambio en la dieta puede alterar la absorción metabólica de los medicamentos.

La medicina moderna, aún contando con medios muy poderosos, es un pobre sustituto para la prevención, la que continúa siendo el mejor remedio, aunque sólo puede ponerse en práctica a nivel individual y con una nutrición adecuada, siendo entonces un pilar de una vida sana. Los autores y la editorial declinan cualquier responsabilidad por cualquier efecto adverso por poner en práctica los consejos brindados en esta obra sin la debida supervisión médica. Si desea seguir el nuevo programa alimentario de la Dieta de la Zona., en nuestra página web www.enerzona.net encontrará el listado de profesionales que han recibido formación en la Dieta de la Zona

Título original: *Forever Slim with the Zone Diet 40 30 30*
Traducción: Alicia Sánchez Millet

1.ª edición Marzo 2012

Copyright © 2010 by Barry Sears
    All Rights Reserved
© de la traducción, 2012 *by* Alicia Sánchez Millet
© de las recetas *by* Lab. Rovi y Joaquín Felipe
© 2012 *by* Ediciones Urano, S.A.
    Aribau, 142, pral. - 08036 Barcelona
    www.edicionesurano.com

ISBN: 978-84-7953-806-4
E-ISBN: 978-84-9944-208-2
Depósito legal: B - 6233 - 2012

Fotocomposición: Montserrat Gómez Lao
Impreso por: Rodesa, S. A. – Polígono Industrial San Miguel
Parcelas E7-E8 – 31132 Villatuerta (Navarra)

Impreso en España - *Printed in Spain*

Índice

APÉNDICE A

1

¿Qué hace única a la Dieta de la Zona?

Hoy en día parece que todas las personas sean expertas en nutrición sólo por comer al menos tres veces al día. Por eso cada año se publican miles de libros sobre dietas escritos por autores que no tienen ninguna formación en ciencia, menos aún en biología molecular. Dicen ser expertos sólo porque tienen algún «secreto» que se supone que hará que milagrosamente y sin esfuerzo parezcas una estrella de Hollywood. Entonces, ¿qué hace única a la Dieta de la Zona?

En primer lugar, es un programa dietético que ayuda a controlar nuestros genes y, por lo tanto, nuestro futuro. Nos han dicho que los genes no se pueden cambiar y es cierto. Lo que sólo conocen unos pocos investigadores médicos es que a través de la dieta podemos cambiar la expresión de esos genes. Todos tenemos ciertas predisposiciones genéticas a que nos sucedan cosas malas. Unas personas tenderán a engordar, otras a desarrollar diabetes, cáncer o incluso Alzheimer. En mi caso, tengo tendencia a padecer enfermedades cardiovasculares.

Todos los varones de mi familia han tenido una muerte prematura a causa de enfermedades cardiovasculares. Mi padre murió prematuramente a los cincuenta y pocos años y era atleta profesional. En realidad, tuvo su primer infarto de miocardio a los 39. Todos sus hermanos murieron a los cincuenta y pocos de alguna enfermedad cardíaca, como le sucedió a mi abuelo. Yo estoy predestinado a morir joven debido a alguna enfermedad cardiovascular porque comparto los mismos genes. Hace unos treinta años me di cuenta de que no podía cambiar mis genes, pero sí su expresión, lo cual me permitiría vivir más y mejor de lo que mi genética predecía. Pero la pregunta era: «¿Cómo puedo cambiar la expresión de mis genes?»

Afortunadamente, no tenía formación como nutricionista sino en desarrollar sistemas para administrar la medicación contra el cáncer vía intravenosa. En el tratamiento contra el cáncer, si al paciente no le das suficiente medicación muere de la enfermedad. Si te pasas en la dosis muere por el medicamento. El objetivo es administrar el fármaco dentro de una zona terapéutica, que no sea demasiado alta ni demasiado baja. Así que pensé que podía aplicar el mismo concepto a mi dieta. Si estaba dispuesto a tratar los alimentos como si fueran medicamentos que se han de tomar en la dosis correcta y a la hora adecuada, podría mantener las hormonas generadas por la comida dentro de una zona similar. Si podía conseguirlo, deduje que también podría cambiar la expresión de mis genes. Mi meta al desarrollar la Dieta de la Zona no era convertirme en un gurú del adelgazamiento, sino simplemente alargar mi propia vida.

Ésta es la razón por la que la Dieta de la Zona no se basa en contar calorías, sino en el efecto hormonal de la dieta. Pensé que manteniendo las hormonas dentro de una zona podría tener la oportunidad de modificar mis genes y controlar mi futuro.

Abandoné el Instituto de Tecnología de Massachusetts a principios de 1980, para adentrarme en el mundo nuevo de la nutrición y de los genes. Fue una experiencia muy humillante. En cuestión de meses, pasé de ser considerado un genio de la tecnología en la administración de la medicación contra el cáncer a ser un charlatán que intentaba vender la última dieta de moda. Pero sabía que estaba en el buen camino. A pesar de todo, tardé otros trece años en desarrollar las primeras fases de la Dieta de la Zona. Cuando se publicó mi primer libro en Estados Unidos, en 1995, en un año llegó a ocupar el primer puesto de la lista de *bestsellers* del *New York Times*. Desde entonces he escrito doce libros sobre mi tecnología de la Dieta de la Zona, de los cuales he vendido más de 6 millones de copias. Pero la Dieta de la Zona está en constante evolución debido a los últimos descubrimientos en genética y biología molecular. Estos descubrimientos no han hecho más que reforzar el concepto del poder que tienen los alimentos para alterar los niveles hormonales y en ese proceso cambiar la expresión de nuestros genes. Has de considerar la Dieta de la Zona como parte de una terapia genética personal. Si no te gustan los genes con los que has nacido, puedes cambiar su expresión en tu cocina con la Dieta de la Zona. Ésta es una afirmación muy concluyente, pero respaldada por una ciencia igualmente concluyente.

La Dieta de la Zona la han utilizado tanto atletas olímpicos como estrellas de Hollywood y se ha comprobado su eficacia en el tratamiento de muchas enfermedades crónicas. Pero la razón por la que animo al lector a leer este libro y a seguir el programa es porque nos da el poder de retomar el control sobre nuestro futuro, como lo hice yo.

2

La inflamación: la verdadera razón por la que aumentamos de peso y desarrollamos enfermedades crónicas

Las personas engordan por su predisposición genética a engordar. Lo mismo les sucede a las personas que padecen diabetes, enfermedades cardiovasculares, cáncer y Alzheimer. No es justo, pero así es. No obstante, una predisposición genética no tiene por qué hacerse realidad, puesto que podemos cambiar la expresión de esos genes. Para ello, hemos de entender qué es lo que los activa. La respuesta es la inflamación.

La inflamación sigue siendo una paradoja para la medicina. Hemos de tener cierto grado de inflamación para combatir las invasiones microbianas o curar nuestras heridas, pero demasiada puede atacar a nuestro cuerpo y activar esos genes que nos hacen engordar o desarrollar enfermedades crónicas a una edad prematura. Resumiendo, hemos de intentar mantener la inflamación en una zona donde ni suba ni baje demasiado durante toda la vida.

El único conocimiento de la inflamación que poseen la mayoría de las personas (y esto incluye a los médicos) es que duele. Por eso vamos al médico. Eso es lo que yo llamo inflamación clásica. Sin embargo, sabemos que existe un segundo tipo de inflamación que está por debajo del umbral del dolor. El término médico es inflamación crónica de grado bajo. Yo simplemente la llamo inflamación silenciosa. De muchas formas, es mucho más peligrosa que la inflamación clásica. Puesto que no produce dolor puede actuar durante años, incluso décadas, perjudicando constantemente a través de la activación de viejos genes hasta que algún órgano llega a un grado de deterioro donde se produce lo que llamamos muerte crónica. La diabetes, las cardiopatías, el cáncer y el Alzheimer no se producen de la noche a la mañana. Son el resultado del deterioro provocado por el ataque incesante de la inflamación silenciosa.

La inflamación silenciosa no la provoca ninguna bacteria o virus, sino la dieta. Si nuestra dieta está generando constantemente inflamación silenciosa por medio de la activación de las partes más arcaicas de nuestro sistema inmunitario, esta agresión constante de la inflamación silenciosa provoca que el cuerpo empiece a atacarse lentamente a sí mismo. Con el tiempo, surgirán los problemas médicos. En algunas personas se manifestará como aumento de peso, en otras como diabetes, enfermedades cardiovasculares, cáncer y trastornos neurológicos como depresión, trastorno por déficit de atención y Alzheimer. Cuándo se manifestará alguna de esas condiciones patológicas dependerá de nuestros genes. Eso está programado. Pero el detonante es la inflamación silenciosa.

¿Y si hubiera algún modo de silenciar esos genes desactivando la inflamación silenciosa? Entonces vivirías más y mejor de lo que estabas predestinado a vivir genéticamente. Ése es el poder de la Dieta de la Zona. Es una tecnología silenciadora de genes que se basa en que la alimentación puede desactivar la inflamación silenciosa. Esta visión sitúa a la Dieta de la Zona en la vanguardia de la revolución biotecnológica actual. Y todo empieza en la cocina.

3

La Tormenta Nutricional Perfecta

¿Qué ha provocado esta epidemia mundial de inflamación silenciosa? Se debe a los cambios radicales que se han producido en los últimos treinta años y que nuestros genes no estaban preparados para soportar. No es que haya habido un cambio dietético en particular, sino la combinación de tres factores que comenzaron en Estados Unidos y que se están expandiendo rápidamente por todo el mundo. La combinación de estos tres factores la he denominado Tormenta Nutricional Perfecta.

Estos tres cambios dietéticos que han dado lugar a la Tormenta Nutricional Perfecta son:

1. Aumento en el consumo de hidratos de carbono refinados baratos.
2. Aumento en el consumo de aceites vegetales refinados baratos.
3. Menor consumo de pescado y aceites de pescado.

Ninguna de estas tendencias nutricionales tiene poder por sí sola para incrementar la inflamación silenciosa, pero las tres juntas son las que provocan la activación de los genes primitivos que merman nuestra salud y nuestro futuro. Así que vamos a verlas cada una por separado.

Los hidratos de carbono refinados baratos

Me estoy refiriendo a los cereales y almidones. La razón por la que la industria alimentaria ha transformado los cereales integrales (que son casi imposibles de masticar) en sus homólogos refinados es porque duran más, son más fáciles de transformar en alimentos procesados y resultan más apetitosos que sus primos no refinados. Todos estos factores económicos los convierten en los ingredientes preferidos de la industria de los alimentos procesados, especialmente porque son muy baratos para utilizarlos en la producción en cadena. Por eso encontramos hidratos de carbono refinados en la comida rápida, como el pan, la pizza, la pasta y en prácticamente toda la comida procesada que ahora está casi omnipresente en nuestra dieta. La consecuencia hormonal de este incremento de los hidratos de carbono refinados es el aumento de la insulina. Ésta es la hormona que nos engorda y que no nos permite adelgazar. En general, los niveles de insulina bajan rápidamente después de comer, pero no es así si padeces inflamación silenciosa. Entonces, permanecen siempre altos, lo que garantiza el aumento de peso.

Los aceites vegetales refinados baratos

Son la clave para entender el aumento de la epidemia de inflamación silenciosa. Los aceites vegetales son ricos en ácidos grasos omega-6. Éstos siempre habían sido un componente secundario en la dieta humana hasta hace poco. Ahora son la fuente más barata de calorías y añadir aceites vegetales baratos a los alimentos les da mejor sabor. Por desgracia, cuando añadimos aceites vegetales baratos a una dieta rica en hidratos de carbono refinados, es como echar queroseno al fuego. El resultado es el rápido aumento de la inflamación silenciosa.

Menor consumo de pescado y aceites de pescado

El ser humano siempre ha tenido una póliza de seguros dietética para reducir el rápido aumento de la inflamación silenciosa. Me estoy refiriendo a los ácidos grasos omega-3 que se encuentran en el pescado y en los aceites de pescado. Estos ácidos grasos omega-3 detienen el aumento de la inflamación silenciosa. No obstante, debido al precio cada vez más alto de los alimentos procedentes del mar y al temor justificado a la contaminación de los peces, el consumo de este nutriente antiinflamatorio ha disminuido notablemente, al tiempo que ha aumentado el de los hidratos de carbono y el de los aceites vegetales refinados y baratos. La consecuencia es el aumento de la inflamación silenciosa y la activación de los genes que anteriormente se encontraban en un estado latente y que ahora están deteriorando la salud en todo el mundo.

La bioquímica de la inflamación silenciosa

La combinación de estas tendencias dietéticas actuales aumenta la producción de un factor clave en nuestra tragedia dietética: el famoso ácido araquidónico. Yo lo llamo Grasa Tóxica, porque en concentraciones altas puede matar y en concentraciones más bajas produce inflamación silenciosa. El cuerpo necesita algo de Grasa Tóxica para entrenar al sistema inmunitario a combatir a los invasores. Pero a medida que aumentan las concentraciones de Grasa Tóxica, mantiene siempre activadas las respuestas inflamatorias y el organismo empieza a autoagredirse, pero por debajo del umbral del dolor. Ésta es la definición de inflamación silenciosa.

El diagrama siguiente ilustra cómo sucede esto en nuestro cuerpo.

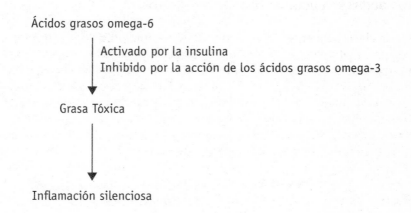

Ácidos grasos omega-6

Activado por la insulina
Inhibido por la acción de los ácidos grasos omega-3

Grasa Tóxica

Inflamación silenciosa

En este sencillo diagrama podemos ver que hay varias formas de reducir la inflamación silenciosa. La primera es simplemente reducir la cantidad de ácidos grasos omega-6 en nuestra dieta. Esto corta el suministro del elemento básico para la formación de la Grasa Tóxica. La segunda es reducir los niveles de insulina que genera nuestra dieta. Esto garantiza la reducción del flujo de ácidos grasos omega-6 para transformarse en Grasa Tóxica. La tercera es aumentar la dosis de ácidos grasos omega-3 en nuestra dieta. Esto también reduce la conversión de los ácidos grasos omega-6 en Grasa Tóxica. Si aplicamos estos tres medios simultáneamente, más éxito tendremos en reducir la inflamación silenciosa y en la prevención de la activación de los genes primitivos que nos hacen engordar o aceleran el desarrollo de las enfermedades crónicas.

Parece sencillo, pero por desgracia no es tan fácil ponerlo en práctica. En primer lugar, los ácidos grasos omega-6 son la forma más barata de calorías. Se encuentran en aceites vegetales que parecen tan inofensivos como el de maíz, soja, cártamo y girasol. Al fin y al cabo, ¿qué puede haber más natural y bueno que unos girasoles meciéndose en un campo soleado? El motivo por el que estos aceites son la modalidad más barata de calorías es porque son uno de los pocos productos en cuya producción destaca Estados Unidos. Ésta es la razón por la que la epidemia de la inflamación silenciosa empezó en este país. Ahora que la población norteamericana está saturada, Estados Unidos exporta estos aceites vegetales a todo el mundo. Ahora que en todo el planeta se ha producido el aumento de los ácidos grasos omega-6, no es de extrañar que la inflamación silenciosa se haya convertido en una epidemia mundial. En segundo lugar, a las personas les gusta el sabor y el precio de los alimentos procesados, lo cual es posible gracias a los económicos hidratos de carbono refinados. Son la base de toda la industria de los alimentos procesados. Cocinar los alimentos desde cero es un proceso lento y complicado. En nuestro ajetreado mundo es maravilloso que la industria alimentaria haga la mayor parte del trabajo por nosotros. Además, puesto que los hidratos de carbono refinados son más baratos, consumirlos se convierte en la decisión económica correcta (aunque no necesariamente la mejor para la salud). Además, los alimentos procesados que utilizan hidratos de carbono refinados son muy fáciles de llevar, puedes comerlos en cualquier lugar y a cualquier hora, y son deliciosos. Por último, los ácidos grasos omega-3 no tienen muy buen sabor, hacen que la comida se ponga rancia y existe el temor justificado de que contengan contaminantes.

Si seguimos la estela del dinero enseguida nos daremos cuenta de que la industria alimentaria se ha vuelto adicta a los hidratos de carbono baratos y a los aún más baratos ácidos grasos omega-6, y que evitará a toda costa utilizar ácidos grasos omega-3. Además, con sus potentes medios comerciales hará todo lo posible para asegurarse de que nos convertimos en clientes de por vida. Éste es el resultado de la globalización de los ingredientes alimentarios que permite fabricar los productos con mucho sabor, y lo más importante, con un amplio margen de beneficio comercial. Su misión es proporcionarnos la fuente más económica de calorías con el mejor sabor y el mínimo esfuerzo por nuestra parte. Ésta es la razón por la que la Tormenta Nutricional Perfecta no hará más que aumentar en el futuro. Por desgracia, esa realidad también intensificará la activación de los genes primitivos en nuestro organismo que provocan el aumento de peso y el desarrollo de enfermedades crónicas a una edad prematura.

4

Por qué engorda la trampa para la grasa

Nadie desea tener sobrepeso u obesidad. Sin embargo, el sobrepeso se está extendiendo por todo el mundo. De hecho, hay más personas obesas y con sobrepeso en el mundo que desnutridas. Esto supondría un triunfo para la industria alimentaria si no fuera por el hecho de que el sobrepeso es el primer indicativo de que está aumentando la inflamación silenciosa en tu cuerpo.

También sabemos que engordar tiene un gran componente genético. Algunas personas nunca tendrán sobrepeso, mientras que otras engordan con suma facilidad y tienen graves problemas para adelgazar. Las genéticamente afortunadas se consideran superiores. A las que engordan y no pueden deshacerse de los kilos de más se les dice que son inferiores porque no tienen fuerza de voluntad para comer menos y hacer más ejercicio. ¡Como si la vida fuera tan sencilla! Por desgracia, no es así. En realidad, *puede que no tengas la culpa de tus problemas con el peso.*

Para entender el papel de los genes y de la inflamación silenciosa en esta ecuación es necesario comprender un poco el complejo mundo del metabolismo. El metabolismo se podría definir como la capacidad del cuerpo para transformar las calorías dietéticas en la energía química que nos permite sobrevivir y funcionar. Si no puedes fabricar suficiente energía química, tienes dos opciones. La primera es estar siempre hambriento y querer comer a cualquier hora. La segunda es reducir tu actividad física para conservar toda la energía química que fabriques. En el pasado, pasar hambre debido a la desnutrición implicaba estar siempre buscando alimentos y reducir la actividad física. Por esta razón la desnutrición mata. Sin la suficiente ingesta de calorías, el cuerpo (y especialmente el sistema inmunitario) no puede convertirlas en la energía química necesaria para combatir a los invasores microbianos.

Ahora se nos plantea un nuevo problema provocado por la inflamación silenciosa: la activación de una trampa genética para la grasa. Como ya he dicho antes, las personas que engordan tienen una predisposición genética para ello. Tienen una trampa genética para la grasa que se puede activar con la inflamación silenciosa. Una vez que se ha activado esa trampa, muchas de las calorías que consumimos se quedan atrapadas en las células adiposas y no pueden ser liberadas para crear la energía necesaria para sobrevivir y funcionar. Ésta es la razón por la que si le preguntas a una persona obesa, siempre te dirá que tiene hambre y que piensa en comida desde que se levanta hasta que se acuesta. También te dirá que siempre está cansada.

La inflamación silenciosa activa esta trampa genética para la grasa a través de la hormona insulina. En circunstancias normales, cuando comemos cualquier cosa, los niveles de insulina aumentan rápidamente en el torrente sanguíneo para conducir hacia las células a los nutrientes entrantes para su almacenamiento. Por eso la insulina puede considerarse una hormona de almacenamiento. Los nutrientes almacenados sólo se liberan y convierten en energía química cuando bajan los niveles de insulina. Pero ¿qué sucede si no bajan nunca? Que las calorías entrantes quedan atrapadas (principalmente en las células adiposas) y no pueden ser liberadas para generar la energía química que necesita nuestro cuerpo. Lo que genera esta elevación constante de la insulina en la sangre es una patología denominada resistencia a la insulina. La resistencia a la insulina tiene lugar cuando las células ya no atienden claramente a la señal de la insulina. Esto fuerza al páncreas a generar aún más insulina. Las células adiposas responden a este aumento de la insulina acumulando más calorías en forma de grasa, a la vez que retienen todavía más la grasa almacenada.

Lo que provoca la resistencia a la insulina es la inflamación silenciosa, porque altera los complejos mecanismos de señalización, que han evolucionado a lo largo de millones de años, entre la insulina y las células que contienen los receptores para la insulina (prácticamente todas las células del organismo). Si no aumentara la inflamación silenciosa en las personas con una predisposición genética a tener una trampa para la grasa, lo más probable es que no engordaran. En los últimos treinta años, sobre todo en Estados Unidos, se han activado los genes de todas las personas genéticamente susceptibles. Por eso los datos estadísticos más recientes indican que casi dos tercios de su población es obesa o padece sobrepeso; esa cifra no ha aumentado, pero tampoco ha disminuido en los últimos cinco años. Creo que casi dos tercios de la población mundial tiene esta trampa genética para la grasa esperando a ser activada por la inflamación silenciosa inducida por la Tormenta Nutricional Perfecta cuando ésta sobrepase sus límites.

La existencia de una trampa para la grasa no sólo explica por qué engordamos, sino por qué es tan difícil perder peso y no volver a recuperarlo. La lógica nos diría, come menos y haz más ejercicio. Pero si la inflamación silenciosa ha activado tu trampa para la grasa, la lógica simple no funciona. Si comes menos o haces más ejercicio, enseguida perderás peso. Lo mismo les sucede a los ratones genéticamente modificados, que acumulan peso rápidamente con la misma dieta estándar que comen sus primos hermanos genéticos que no engordan. A estos ratones genéticamente modificados puedes reducirle la cantidad de comida y obligarles a hacer más ejercicio. Como es natural, adelgazarán. Pero al hacerles la autopsia, descubriremos que gran parte de la grasa permanece intacta y que la mayor parte de su pérdida de peso se debe a que su organismo ha devorado sus propios músculos y órganos a fin de generar la energía química necesaria para sobrevivir. Lo mismo les sucede a los seres humanos. Por eso las dietas no funcionan y las personas recuperan su peso. Si no eliminamos la verdadera causa de la inflamación silenciosa, jamás podremos silenciar los genes que nos hacen engordar y nos impiden adelgazar. No es la falta de fuerza de voluntad lo que nos hace engordar y nos mantiene así, sino el aumento de la inflamación silenciosa inducida por la Grasa Tóxica. Hasta que no reduzcamos la inflamación silenciosa, continuaremos luchando contra nuestro peso por muy poco que comamos o por más ejercicio que hagamos.

5

Actualiza tu código genético para retrasar las enfermedades crónicas

Se nos ha hecho creer que las personas obesas y con sobrepeso son las únicas que pueden desarrollar enfermedades crónicas. La razón de sus problemas de peso es que tienen una predisposición genética a engordar si padecen inflamación silenciosa. Otras quizá no tengan esos genes, pero pueden tener una predisposición genética a desarrollar diabetes, enfermedades cardiovasculares, cáncer o trastornos neurológicos si sus genes llegan a activarse mediante la inflamación silenciosa.

La forma en que esto sucede se denomina epigenética. Nuestro código genético en muchos aspectos se parece al *hardware* de un ordenador. No se puede cambiar. La epigenética es el *software*. La epigenética nos explica que activar y desactivar los genes puede alterar su expresión. Lo que realmente nos convierte en la especie que domina el planeta no es nuestro número de genes. De hecho, una mazorca de maíz tiene el doble de genes que los seres humanos. Lo que nos da la superioridad sobre los otros es nuestra capacidad para hacer que esos genes realicen múltiples tareas mediante los factores de transcripción celular que activan y desactivan los genes. Los factores de transcripción suelen estar bajo el control de los factores medioambientales, y, concretamente, de nuestra dieta. El factor de transcripción que activa y desactiva la inflamación silenciosa se denomina factor nuclear kappaB, pero para que resulte más sencillo lo llamaremos el interruptor genético maestro de la inflamación. Gracias a los últimos descubrimientos en biología molecular ahora podemos comprender la importancia que tiene la dieta en el control de este interruptor genético maestro. A raíz de estas últimas investigaciones, la dieta se puede considerar el «fármaco» principal para cambiar la expresión de nuestros genes. En otras palabras, podemos reprogramar la expresión de nuestros genes inflamatorios únicamente con la dieta si estamos dispuestos a utilizar los alimentos como medicamentos que se han de tomar en la cantidad correcta y en el momento adecuado. Ése es el principio básico de la Dieta de la Zona.

La medicina también está empezando a entender que prácticamente todas las enfermedades crónicas se deben a la inflamación, concretamente la silenciosa. La Dieta de la Zona no eliminará todas las enfermedades crónicas, pero nos ofrece la posibilidad (respaldada por la ciencia) de retrasar significativamente el inicio de las mismas, permitiéndonos vivir más y mejor.

6

Los aspectos prácticos de la Dieta de la Zona

El concepto de la Dieta de la Zona es único: mantener las hormonas generadas por la dieta dentro de una zona, en la que no suban ni bajen demasiado, a fin de controlar la inflamación silenciosa toda la vida. En este capítulo veremos que no es demasiado difícil siempre que tengamos una mano y un ojo.

Empecemos por entender cuál es la meta final de la Dieta de la Zona: la reducción de la Grasa Tóxica. Esto se debe a que la Grasa Tóxica es la que produce la inflamación silenciosa. Tal como he dicho antes, una de las mejores formas de reducir la formación de Grasa Toxica es estabilizar los niveles de insulina. Esto requiere que siempre estemos compensando las proteínas y los hidratos de carbono que ingerimos, puesto que nuestro equilibrio hormonal dependerá de lo equilibrada que haya sido nuestra última comida y de lo equilibrada que será la próxima.

Comprender los alimentos

Antes de empezar con la Dieta de la Zona, hay algunos conceptos básicos que hemos de entender. Concretamente, lo que son las proteínas, los hidratos de carbono y las grasas. Para empezar las proteínas se mueven y

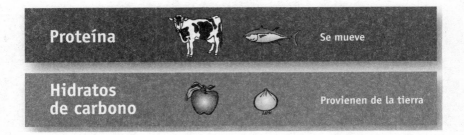

| Proteína | | | Se mueve |
| Hidratos de carbono | | | Provienen de la tierra |

los hidratos de carbono provienen de la tierra. Las aves se mueven, igual que lo hacen los peces, lo cual los convierte en fuentes de proteína.

Ésa es la parte sencilla. ¿Qué pasa ahora con los hidratos de carbono? Los cereales (como el pan) y los almidones (como las patatas) son claramente hidratos de carbono porque provienen de la tierra. Pero también lo hacen las verduras y frutas. Son hidratos de carbono, aunque muchas personas no lo sepan. Lo más importante es que las frutas y verduras son hidratos de carbono coloridos, lo que significa que son ricos en polifenoles que, como explicaré más adelante, son importantes para inhibir la acción del interruptor genético maestro que activa la respuesta inflamatoria. Ésta es la razón por la que en la Dieta de la Zona se considera primordial su consumo. Por último, las grasas simplemente hacen que la comida tenga mejor sabor. Esto puede parecer simplista, pero siempre es motivo de asombro para la mayoría de las personas que no entienden estos conceptos alimentarios y que por eso están tan confundidas respecto a lo que comen.

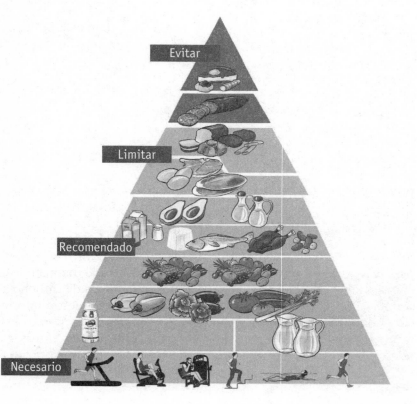

Hidratos de carbono

Antes la nutrición era mucho menos complicada. Había hidratos de carbono complejos (como el pan, las patatas y el arroz) e hidratos de carbono simples como el azúcar de mesa. Simplemente, come más hidratos de carbono complejos y menos simples. Puesto que era tan obvio no había necesidad de hacer ninguna prueba para verificarlo. En la década de 1980, cuando se hicieron dichas pruebas, los resultados fueron contrarios a lo que se esperaba. Concretamente, los hidratos de carbono simples como el azúcar entraban en el torrente sanguíneo como glucosa más lentamente que los hidratos de carbono complejos como el pan, las patatas o el arroz. La respuesta de la clase dirigente a esta investigación fue no hacer caso de los resultados y quemar a los infieles.

Índice glucémico

Determinar las diferentes velocidades en que los hidratos de carbono de cualquier tipo entran en nuestra sangre se conoce como índice glucémico. La definición estándar de índice glucémico es la ratio con la que una cantidad extra de glucosa entra en el torrente sanguíneo horas después de haber consumido ese alimento en particular, en comparación con el aumento de glucosa que entra en la sangre procedente de una fuente de hidratos de carbono estándar como el pan blanco. La velocidad con que la glucosa procedente del pan blanco entra en la sangre le confiere un índice de 100, otras fuentes de hidratos de carbono tienen un índice inferior (pero algunas aún mayor). Las cantidades empleadas en las pruebas suelen ser de 50 gramos de hidratos de carbono absorbibles (hidratos de carbono totales menos la fibra). Esto genera problemas experimentales porque es casi imposible medir el índice glucémico de la mayoría de las verduras que no contienen almidón, debido al volumen de hidratos de carbono que habría que consumir. Por ejemplo, para determinar el índice glucémico del brócoli cocido, habría que comer 1,3 kilos para que aportara 50 gramos de hidratos de carbono absorbibles. La consecuencia es que la mayor parte de nuestra información sobre el índice glucémico de los hidratos de carbono se basa principalmente en los almidones, cereales, frutas y algunas verduras seleccionadas.

La razón por la que el concepto de índice glucémico es importante para el tema que nos ocupa es que cuanto antes entran los hidratos de carbono en el torrente sanguíneo, más rápido segrega insulina nuestro organismo. Y si además tomamos una dieta rica en ácidos grasos omega-6, significa que más rápida será la producción de Grasa Tóxica.

Carga glucémica

En el primer libro que escribí hace quince años depuré este concepto de índice glucémico y ofrecí una versión más amplia del mismo, que posteriormente al utilizar los bloques de hidratos de carbono de la Dieta de la Zona, que explicaré más adelante, pasaría a conocerse como carga glucémica. En comparación con la carga glucémica, el índice glucémico de un hidrato de carbono en particular no es útil para determinar el efecto que tienen los hidratos de carbono en la inflamación. La carga glucémica tiene en cuenta tanto el índice glucémico de un hidrato de carbono (si se puede medir), como la cantidad que se ingiere en una comida. Esto es importante porque rara vez consumimos un solo tipo de hidrato de carbono en una comida. Por tanto, la carga glucémica es mucho mejor para determinar la respuesta a la insulina de los hidratos de carbono de una comida que el índice glucémico.

El uso de la carga glucémica ayuda a aclarar parte de la controversia respecto a la inclusión de los cereales integrales en diversas recomendaciones dietéticas. La carga glucémica de los productos integrales no es muy inferior a la de sus homólogos refinados. A raíz de ello,. el efecto que tienen sobre la secreción de insulina es bastante similar. Esto significa que hormonalmente no hay mucha diferencia entre el pan blanco y el integral. La principal diferencia entre los hidratos de carbono integrales y los refinados no está en su contenido en fibra (que suele ser insoluble y por lo tanto tiene poca repercusión en la rapidez con la que entran los hidratos de carbono en el torrente sanguíneo), sino en que los cereales refinados tienen menor contenido de polifenoles (las sustancias químicas que dan el color a las verduras, frutas y cereales oscuros). Extraer los polifenoles de los productos integrales reduciría sus posibles beneficios antiinflamatorios y la carga glucémica del producto refinado resultante seguiría siendo muy similar. Hablaré de los beneficios antiinflamatorios de los polifenoles con más detalle más adelante.

La carga glucémica de una comida es una forma mucho más precisa de calcular su correspondiente respuesta a la insulina. Especialmente, cuando utilizamos el método de los bloques de la Dieta de la Zona para preparar nuestras comidas. Para simplificar, las verduras sin almidón (como el brócoli, pimientos, cebollas, etc.) tienen una carga glucémica baja, la de las frutas y legumbres es intermedia, y las de los cereales y almidones es alta. Cuanto más alta sea la carga glucémica de una comida, más insulina produciremos.

Podemos empezar por distinguir los hidratos de carbono favorables y los desfavorables según su potencial para aumentar los niveles de insulina. Si tu meta es perder peso y vivir más y mejor, obtener la mayoría de los hidratos de carbono del grupo de los favorables es una receta segura. A continuación hay una lista de hidratos de carbono favorables.

Hidratos de carbono favorables

Frutas	Albaricoques, naranjas, cerezas, clementinas, fresas, kiwis, frambuesas, limones, mandarinas, manzanas, arándanos azules, peras, melocotones, pomelos, ciruelas, grosella negra, etc.
Verduras y legumbres	Espárragos, acelgas, brócoli, alcachofas, cardo, zanahorias, coliflor, col, garbanzos, pepino, achicoria, cebolla, berros, judías verdes, habas, judías blancas, hinojo, hojas de nabo, champiñones, lechuga, lentejas, altramuces, berenjenas, pimientos dulces, tomates, puerros, nabos, rábanos, rúcula, apio, apionabo, espinacas, trufas, col rizada (puntas de la col), calabacines, etc.
Cereales selectos	Avena, cebada y centeno.

También habrá hidratos de carbono desfavorables que aumentarán nuestros niveles de insulina rápidamente. Son los hidratos de carbono que nos hacen engordar y que nos impiden adelgazar. No quiero decir que no puedas comer nunca de ese tipo de hidratos de carbono en la Dieta de la Zona, sino que simplemente los utilices como condimentos que se deben tomar con estricta moderación. A continuación tienes una lista de los hidratos de carbono desfavorables:

Hidratos de carbono desfavorables

Frutas	Plátanos, fruta seca o confitada, frutas tropicales como melón, sandía, mango, papaya y zumos de frutas.
Verduras con almidón	Remolacha, maíz, patatas, guisantes, calabaza, etc.
Cereales	Arroz y cereales en grano y sus derivados (como el pan y la pasta) a excepción de los hechos con avena, cebada y centeno.
Dulces y edulcorantes	Especialmente, refrescos azucarados. El mejor edulcorante es la fructosa porque es el que menos efecto tiene en la secreción de insulina.
Alcohol	Vino, cerveza, licores destilados, etc.

Proteínas

La Dieta de la Zona es un poco más compleja que el mero hecho de controlar la carga glucémica de cada comida. Has de equilibrar la carga glucémica en cada ingesta con la cantidad adecuada de proteínas. Esto se debe a que las proteínas tienen efectos hormonales opuestos a los hidratos de carbono. Todos los hidratos de carbono estimularán la secreción de insulina que hace bajar los niveles de azúcar en sangre. Las proteínas estimulan la secreción de glucagón que ayuda a estabilizar dichos niveles. Siempre que las proteínas y la carga glucémica estén compensadas en una comida, los niveles de azúcar en sangre estarán estabilizados y no tendremos hambre durante las cuatro o seis horas siguientes. Las proteínas también tienen otro beneficio. Estimulan la liberación de una hormona llamada PYY que procede del intestino. La PYY va directamente al cerebro para decirle que deje de comer. Si no tenemos hambre, es fácil reducir las calorías. Si siempre estamos hambrientos, lo único que nos queda es la fuerza de voluntad y eso sólo vale durante unas horas.

Al igual que los hidratos de carbono, también puede haber fuentes de proteínas buenas y malas. Las buenas son las pobres en Grasa Tóxica. Si nuestra meta es reducir la producción de Grasa Tóxica en el cuerpo, no tiene mucho sentido comer esas proteínas ricas en Grasa Tóxica. Las fuentes de proteínas ricas en Grasa Tóxica son las yemas de huevo y la carne roja grasa. Al mismo tiempo, procuraremos que nuestra fuente de proteínas sea pobre en grasas saturadas. Esto se debe a que las grasas saturadas también pueden activar el interruptor genético maestro que desencadena la inflamación. No en la misma medida que lo hace la Grasa Tóxica, pero sí añade una carga inflamatoria más a la dieta.

Probablemente estés pensando qué puedes comer. La respuesta es que hay un gran número de opciones proteicas como el pescado, el pollo, la carne roja muy magra (la caza o animales criados en el campo), las claras de huevo, los quesos bajos en grasa y las fuentes vegetarianas como el tofu o los productos de soja que imitan la carne (ahora saben mejor que hace veinte años).

Aquí es donde se aplica la regla de la mano y el ojo. Simplemente dividiremos nuestro plato en tres partes iguales. En un tercio pondremos un poco de proteína pobre en grasa que no sea ni más larga ni más gruesa que la palma de nuestra mano. Esto supone aproximadamente unos 21 gramos de proteína neta para la mujer y unos 28 gramos netos para el hombre. Luego completaremos las otras dos partes con hidratos de carbono de carga glucémica baja. Es decir, verduras y frutas. Ya está. Casi hemos terminado. Lo último es añadir grasa.

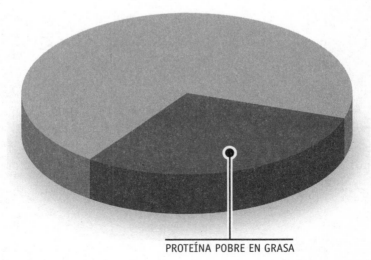

PROTEÍNA POBRE EN GRASA

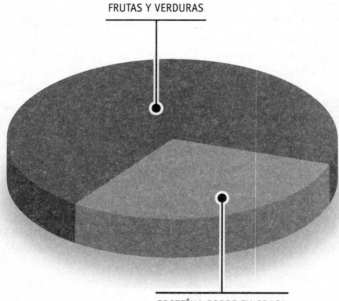

FRUTAS Y VERDURAS

PROTEÍNA POBRE EN GRASA

Grasa

En los últimos treinta años se ha acusado a la grasa de ser la culpable de la epidemia de obesidad y del aumento de las enfermedades crónicas.

Algunas grasas, como los ácidos grasos omega-6, y especialmente la Grasa Tóxica, merecen esa reputación por su potencial para aumentar la inflamación silenciosa. Las grasas saturadas son menos peligrosas, pero también se han de consumir con moderación por su potencial para activar el interruptor genético maestro de la inflamación. Pero las grasas omega-6 se han convertido en la causa más insidiosa de la inflamación silenciosa porque están omnipresentes en la industria alimentaria.

Veamos pues el contenido de grasas omega-6 de las grasas más comunes.

Grasa	% ácidos grasos omega-6
Mantequilla	3
Aceite de oliva	9
Manteca	10
Aceite de colza	20
Soja	56
Maíz	60
Girasol	70
Cártamo	75

Viendo esta tabla probablemente pienses por qué se ha dejado de consumir la mantequilla o la manteca ya que tienen tan pocos ácidos grasos omega-6. Bajo esa perspectiva tienes razón. Pero en la siguiente tabla te darás cuenta de por qué la mantequilla y la manteca puede que no sean las mejores opciones para reducir la inflamación silenciosa.

Grasa	% grasas saturadas
Aceite de oliva	13
Manteca	39
Mantequilla	63

Puede que la mantequilla tenga un sabor más agradable que la manteca, pero también es más inflamatoria por su alto contenido en grasas saturadas y ambas son mucho más ricas en las mismas que el aceite de oliva. Resumiendo, el aceite de oliva es el candidato más ideal como grasa antiinflamatoria a utilizar en la Dieta de la Zona. Otras fuentes de grasas bajas en ácidos grasos omega-6 y grasas saturadas son los frutos secos (especialmente las almendras) y el aguacate.

Grasas trans

Las grasas trans no existen en la naturaleza. Son grasas industriales hechas de aceites vegetales ricos en ácidos grasos omega-6 que tienen una vida más larga. Esto se debe a que han sido hidrogenadas para reducir su potencial para volverse rancias. Se utilizan en la comida procesada porque dan más sabor y se conservan mejor. Por nocivas que sean estas grasas, lo son menos que los ácidos grasos de los que proceden. Esta atrevida afirmación procede de un estudio realizado hace más de una década con pacientes de enfermedades cardiovasculares que ya habían padecido un infarto. Dividieron a los pacientes en dos grupos. Uno fue alimentado con una dieta rica en ácidos grasos omega-6, tan recomendados por la Asociación Americana del Corazón porque reducen el colesterol. El otro grupo ingirió una dieta pobre en ácidos grasos omega-6, pero rica en grasas trans. A los tres años y medio, la incidencia de infartos mortales y no mortales en el grupo que siguió la dieta rica en grasas trans, pero pobre en ácidos grasos omega-6, se redujo hasta un 70%, además de presentar una reducción del 100% en la muerte súbita cardíaca en comparación con los pacientes que siguieron la dieta rica en omega-6. Eso no quiere decir que las grasas trans sean buenas (porque también son inflamatorias), pero son mucho menos peligrosas que sus primos los ácidos grasos omega-6 que se encuentran en todos los alimentos procesados.

En resumen

Aquí está todo. Compensas tu plato en cada comida con proteínas pobres en grasa e hidratos de carbono de colores y de baja carga glucémica y añades una pizca (una cantidad pequeña) de grasa que sea pobre en ácidos grasos omega-6 y en grasas saturadas. Eso supone usar aceite de oliva, almendras o guacamole. Ya tienes una poderosa herramienta genética para tener la inflamación silenciosa bajo control durante las siguientes cuatro o seis horas. ¿Cómo sabes si funciona? Simplemente mira tu reloj. Si después de comer no tienes hambre durante ese tiempo y gozas de una excelente claridad mental, es que has estabilizado tu nivel de azúcar en sangre, lo que quiere decir que tu comida ha sido hormonalmente correcta para tus genes. El único secreto es seguir comiendo de este modo durante el resto de tu vida. Ése es el verdadero sentido de la palabra dieta, que es de origen griego y que significa «forma de vida». Ésta es la razón por la que la Dieta de la Zona es una forma de vida para controlar la inflamación silenciosa para siempre.

¿Qué pasa con los vegetarianos?

La gente piensa que en la Dieta de la Zona no puedes ser vegetariano. Eso no es cierto. La fuente de proteínas procederá de un número más reducido de alimentos pero siempre tomarás las cantidades adecuadas en cada comida y tentempié. Si eres ovolácteo vegetariano (eso supone casi el 95% de los vegetarianos), tienes un gran número de fuentes de proteínas como claras de huevo, productos lácteos, queso bajo en grasa y una extensa gama de productos de carne vegetal hechos de soja, además de productos de soja más tradicionales ricos en proteínas, como el tofu y el tempeh. Si eres vegano, tienes menos opciones que se limitan a la carne vegetal de soja (por fin saben bien), así como el tofu y el tempeh, y mezclar varias proteínas vegetales en polvo para potenciar el contenido proteico de cada comida.

Más exactitud para hacer la Dieta de la Zona

¿Podemos ser más exactos en la Dieta de la Zona? Por supuesto. Hay dos métodos más que podemos utilizar. El primero es el Método del 1-2-3. Sólo has de asegurarte de que por *cada* gramo de grasa que consumes en una comida, también consumes *dos* gramos de proteína y *tres* de hidratos de carbono. Si traducimos esto en calorías es igual a decir que un 40% de las calorías procederá de los hidratos de carbono, un 30% de las proteínas y un 30% de la grasa. En general, una mujer consumiría aproximadamente unos 75 gramos de proteínas al día y un hombre unos 100 gramos siguiendo el método del 1-2-3. No es de extrañar que un tercio de la dosis diaria de proteína sea sólo lo que cabe en la palma de tu mano en cada una de tus tres principales comidas diarias (desayuno, comida y cena).

La forma más exacta de seguir la Dieta de la Zona es mediante el método de los bloques. Un bloque de hidratos de carbono de la Dieta de la Zona contiene nueve gramos netos de hidratos de carbono que estimulan la secreción de insulina. Esto se determina simplemente restando la fibra (que no tiene ningún efecto en la secreción de insulina) del contenido total de hidratos de carbono. Un bloque de proteínas de la Dieta de la

Zona contiene siete gramos netos de proteínas y un bloque de grasa contiene tres gramos de grasa. En el capítulo «La Dieta de la Zona más exacta» aparece **Guía de elección de alimentos** para confeccionar estos bloques. La mujer tipo necesitará unos tres bloques de hidratos de carbono, proteínas y grasas en cada comida, mientras que el hombre tipo necesitará unos cuatro bloques de cada. Un tentempié típico contiene un bloque de hidratos de carbono, uno de proteína y uno de grasa.

La gran ventaja de la Dieta de la Zona es que tiene en cuenta el hecho de que todos somos ligeramente distintos genéticamente. Así que ajustando la proporción de los bloques podemos conseguir que la Dieta de la Zona se adapte con precisión a nuestra genética.

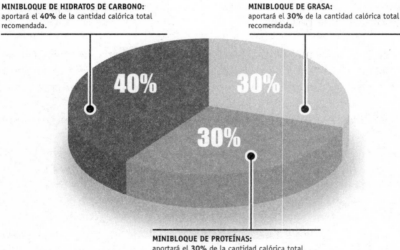

MINIBLOQUE DE HIDRATOS DE CARBONO:
aportará el **40%** de la cantidad calórica total recomendada.

MINIBLOQUE DE GRASA:
aportará el **30%** de la cantidad calórica total recomendada.

MINIBLOQUE DE PROTEÍNAS:
aportará el **30%** de la cantidad calórica total recomendada.

No olvides el reloj

Sea cual sea el método que uses, ¿cómo sabes si la has adaptado bien a tu genética? Simplemente mira tu reloj a las cinco horas de haber comido. Si tienes hambre antes de ese tiempo, normalmente se debe a que has tomado demasiados hidratos de carbono y poca proteína. No tardes mucho en repetir esa comida. Mantén la dosis de proteína constante, pero reduce un bloque el contenido de hidratos de carbono y aumenta un bloque el contenido de grasa. El Método de los Bloques de la Dieta de la Zona te permite hacerlo con precisión. Después de cada ajuste, si a las cinco horas todavía no tienes hambre es que estás eligiendo bien tus alimentos y que por fin están en armonía con tus genes.

Algunas reglas básicas para los horarios de las comidas en la Zona

Mantener nuestras hormonas en la «Zona» requiere que sigamos un horario de comidas adecuado, además de equilibrar la dosis de proteínas, hidratos de carbono y grasas. Aquí tienes las normas básicas para el control hormonal de por vida.

1. No tardes más de una hora en comer en la Zona después de levantarte por la mañana. Hace ocho horas que no comes y tu organismo está vacío. El desayuno es la comida más importante del día si tu meta es «estar en la Zona».
2. Come al menos cinco veces al día. Esto supone tres comidas equilibradas y dos tentempiés equilibrados cada día.
3. No dejes pasar nunca más de 5 horas entre una comida en la Zona y un tentempié, porque el mejor momento para volver a comer es cuando no tienes hambre. Si desayunas a las 7 de la mañana, procura tomar un tentempié antes del mediodía. Si comes sobre las 3 de la tarde, la mayoría de las personas suelen cenar bastante tarde a eso de las 9 de la noche. Esto significa que deberías tomar un tentempié en la Zona a eso de las 6 de la tarde para dar un refuerzo hormonal a tu organismo y acallar la sensación de hambre. Por último, si cenas a las 9 de la noche y pasan más de dos horas hasta que te vas a la cama, tomarás otro tentempié antes de acostarte para evitar la hipoglucemia nocturna y que tu cerebro tenga la suficiente energía para pasar la noche.
4. Para concluir, no existe el sentimiento de culpa en la Dieta de la Zona. Si no has comido correctamente, compénsalo en tu siguiente comida para regresar «a la Zona».

Últimos consejos

1. Bebe alrededor de 1 litro de agua por cada 25 kilos de peso. Nuestro cuerpo es un 70% agua y cuando nos deshidratamos perdemos capacidad para transformar las calorías de la comida en energía química.
2. Saca el mayor partido a tus hidratos de carbono procedentes de las verduras y reduce tu dosis de frutas. Como verás más adelante, los fitoquímicos de las frutas y verduras (i.e., polifenoles) ayudan a controlar la inflamación silenciosa. Si un hidrato de carbono no tiene color es que no contiene polifenoles. El pan blanco, el arroz blanco, la pasta y las patatas son hidratos de carbono que no sólo aumentan tus niveles de insulina, que son los que te engordan, sino que no te permiten adelgazar. Además, no contienen polifenoles.

Eso es todo. Es bastante sencillo seguir la Dieta de la Zona si tu meta es controlar la inflamación silenciosa durante toda tu vida. ¿Hemos de ser perfectos en la Dieta de la Zona? Por supuesto que no, porque eso es imposible. Pero ¿sabías que incluso con la peor de las comidas regresar a la Dieta de la Zona requiere sólo otra comida? Por eso no hay culpabilidad en la Dieta de la Zona. Si cometes un error dietético en una comida, simplemente lo corriges en la siguiente. Contémplalo como si fuera un partido de fútbol. Cada vez que comes correctamente en la Zona marcas un gol. Teóricamente, en el transcurso de la semana deberías haber marcado 35 goles. Eso sería una semana perfecta. Si no has comido bien te quitas un gol. Por desgracia, la mayoría de las personas terminan con menos de 35 goles a la semana. Ahora tienes una tarjeta de puntos. Si un día has comido fatal tres veces, te restas 3, lo que supone 32 puntos esa semana. Si has comido bien seis días a la semana, significa que tienes 30 puntos. Eso significa que un 86% de las comidas han sido correctas. Eso ya está bastante bien para disfrutar de los posibles beneficios de la Dieta de la Zona. Por eso no has de obsesionarte. Pero ¿y si quieres ir más deprisa perdiendo grasa, gozar de mayor bienestar o tener mejor rendimiento? Simplemente, mejora tu tarjeta de puntos comiendo más veces en la Zona durante la semana y limitando las veces que no comes bien.

¿Cómo sabes si estás en la Dieta de la Zona la mayor parte de las veces? La forma más sencilla de averiguarlo es saliendo por completo de la misma una vez al mes. Prográmate para cenar a lo grande con hidratos de carbono (pasta, pizza, helado, postre dulce, etc.) una vez al mes. Te va a parecer delicioso (debería, puesto que el exceso de hidratos de carbono puede ser adictivo). Pero a la mañana siguiente (si no antes) vas a tener una resaca de insulina. Te notarás cansado (eso si no te quedas dormido), con la mente espesa y estarás enfadado con el mundo. Te sentirás como si te hubiera pasado un camión por encima. Esta comida mensual será un gran recordatorio de lo poderosa que puede ser la comida y de que incluso una comida que no esté equilibrada puede sumirte en el infierno de los hidratos de carbono. No te preocupes, no es grave, puesto que en la siguiente comida puedes regresar a la Zona.

La última pregunta es: ¿cuánto tardaré en ver los resultados? Si sigues correctamente la Dieta de la Zona esto es lo que puedes esperar.

1. En dos o tres días notarás la mente más clara a lo largo del día, puesto que habrás estabilizado tus niveles de azúcar en cada comida.
2. En tres o cuatro días sentirás que tienes más energía, pues la grasa almacenada en tu cuerpo se está transformando en energía química.
3. A los siete días no habrás perdido mucho peso (lo realista es medio kilo por semana aproximadamente), pero la ropa te sentará mucho mejor, ya que el peso que estás perdiendo es prácticamente todo el exceso de grasa y especialmente la del abdomen.
4. A los catorce días habrá mejorado notablemente tu capacidad para tolerar el estrés.
5. Al mes tu composición sanguínea habrá mejorado notablemente.

Si estás buscando todas estas cosas, la Dieta de la Zona es la respuesta que buscabas y bastará con que la sigas el resto de tu vida.

7

La importancia de los ácidos grasos omega-3

Por el doctor Riccardo Pina

Tu arma principal en la lucha constante contra la inflamación silenciosa siempre será la Dieta de la Zona. No existe ningún medicamento que pueda reducir la Grasa Tóxica. Ésta se produce por lo que comemos y sólo la dieta puede eliminarla, especialmente la Dieta de la Zona.

Sin embargo, muchas veces se ha dicho que es más fácil cambiar de religión que de dieta. Luego ¿si no estoy dispuesto a realizar los sencillos cambios dietéticos que se han mencionado en el último capítulo, no tengo esperanza de invertir esta ola creciente de inflamación silenciosa? Afortunadamente, tienes un as en la manga que es tomar una dosis adecuada de ácidos grasos omega-3. Estos ácidos grasos omega-3 que se encuentran en el pescado y en los aceites de pescado no reducirán la Grasa Tóxica pero pueden diluirla, lo que reducirá la inflamación silenciosa.

Pescado o suplementos de aceite de pescado

¿Por qué entonces no consumir mucho pescado en lugar de tomar suplementos de aceite de pescado? Los japoneses lo hacen y son los que menos inflamación silenciosa padecen, tampoco es de extrañar que sean los más longevos del mundo.

El problema es que todos los peces están contaminados por las toxinas con las que hemos envenenado nuestro entorno en las dos últimas generaciones. Sencillamente, no hay ningún lugar del planeta donde los peces no estén contaminados ya sea por mercurio (principalmente por la combustión del carbón); toxinas antiguas que ya no se fabrican, como los

PCB (bifénilos policlorados) y las dioxinas; y toxinas nuevas, como los retardantes de llama. Todos ellos se encuentran en el pescado porque son el final de la cadena alimentaria acuática. Cuanto más pescado comes, más toxinas almacenas. Por esta razón los niveles de PCB en sangre en los japoneses casi rozan los límites máximos establecidos por la Organización Mundial de la Salud.

El otro problema es que tendrías que consumir grandes cantidades de pescado para reducir los niveles de inflamación silenciosa. Por eso creo que la solución más razonable es consumir aceites de pescado ricos en EPA y DHA que no tengan toxinas. Afortunadamente existen, pero antes de describirlos voy a recordar un poco la historia de la fabricación del aceite de pescado.

Breve historia del aceite de pescado

Extraer aceite de pescado es relativamente sencillo. Basta con hervir el pescado hasta que el aceite llegue al borde del tanque, proceso que se conoce como *rendering* (derretimiento). Por desgracia, este aceite de pescado crudo también representa la cloaca del mar, puesto que los peces están al final de la cadena alimentaria marítima, y absolutamente todo en esa cadena contiene toxinas liposolubles, como los PCB, las dioxinas y los compuestos de mercurio orgánicos, que se concentrarán en el aceite. El gran problema es conseguir que el aceite crudo sea apto para el consumo humano.

La primera vez que se utilizó el aceite de pescado con fines terapéuticos fue en Inglaterra en 1789. Cuando traían el bacalao de América dejaban fermentar sus hígados en cubas. Tras muchos días de fermentación el aceite empezaba a rebosar y se podía envasar. A pesar de lo detestable que era su sabor, este aceite crudo de hígado de bacalao se consideraba la cura milagrosa para la artritis. El gran «avance» en la fabricación del aceite de hígado de bacalao tuvo lugar en 1854, al hervir los hígados en un recipiente de hierro. El aceite seguía siendo repugnante.

Hacia finales del siglo XIX, los primeros inmigrantes chinos llevaron aceite de serpiente marina a Estados Unidos. Las serpientes marinas se alimentan de peces, y por lo tanto, el aceite de su organismo era rico en EPA y DHA. El porcentaje de EPA y DHA del aceite de serpiente marina es prácticamente el doble que el del aceite de hígado de bacalao, así que a finales del siglo XIX el aceite de serpiente marina era la fuente más rica de EPA y DHA que conocía la medicina. No es de extrañar que se vendiera como remedio para todo (y probablemente lo fuera porque era el mejor fármaco antiinflamatorio del momento). También tenía un sabor abominable (incluso peor que el aceite de hígado de bacalao). Por lo tanto, a los embaucadores les resultaba fácil poner cualquier sustancia de sabor horrendo en una botella e intentar venderla como si fuera «aceite de serpiente marina, pero más barato». De ahí que la expresión «vendedor de aceite de serpiente» se hiciera popular.

En la década de 1930, a los niños se les daba habitualmente una cucharada de aceite de hígado de bacalao puesto que era el mejor tratamiento para prevenir el raquitismo, ya que es rico en vitamina D. Junto con la vitamina D, esos niños estaban ingiriendo una buena dosis de EPA y DHA (unos 2,5 gramos al día).

Es evidente, que hemos avanzado mucho desde que dejábamos fermentar los hígados de bacalao para que soltaran su aceite o comprábamos aceite de serpiente marina. Sin embargo, incluso el aceite de hígado de bacalao actual está cargado de contaminantes industriales, como mercurio, PCB y dioxinas, y el aceite de hígado de tiburón es el peor. Además, tiene el mismo sabor horrendo que revolvía los estómagos de los niños que hace dos generaciones tomaban el aceite de hígado de bacalao. Aunque sea cierto que una cucharada de aceite de hígado de bacalao aporta 2,5 gramos de ácidos grasos omega-3 de cadena larga —lo cual considero una dosis de mantenimiento—, también aporta contaminantes y una elevada dosis de vitamina A, que se almacena en el tejido adiposo y que si se toman dosis altas puede tener efectos tóxicos, como la pérdida del cabello o cosas peores.

En la década de 1980, la fabricación del aceite de pescado experimentó un salto tecnológico. Los fabricantes empezaron a extraer el aceite del cuerpo del pescado en lugar de hacerlo del hígado. Esto resolvió el problema potencial de la toxicidad de la vitamina A (puesto que el hígado contiene toda la vitamina A). Estos aceites del cuerpo del pescado, sin embargo, seguían teniendo el mismo sabor abominable que el de hígado de bacalao, por lo que los consumidores se resistían a tomarlos. Los fabricantes resolvieron el problema presentando el aceite en cápsulas de gelatina blanda. El único inconveniente es que las cápsulas normalmente cuestan diez veces más que el aceite de pescado que contienen.

Aunque las cápsulas de aceite de pescado en un principio resolvieron el problema del sabor, también crearon otro: nadie tomaba suficiente EPA y DHA para que fuera una dosis terapéutica. Para conseguir la cantidad de EPA y DHA utilizada en el estudio para el tratamiento de la depresión bipolar realizado por la Facultad de Medicina de Harvard, se deberían tomar más de treinta cápsulas de 1 gramo al día. La dosis de una o dos cápsulas al día, que es lo que la mayoría estamos dispuestos a tomar, tiene muy poco efecto, porque la cantidad de ácidos grasos omega-3 de cadena larga presente en esa dosis es extremadamente pequeña.

No obstante, hasta esa pequeña cantidad de aceite de pescado, considerado su alimento saludable, que se consumía a mediados de 1980, fue suficiente para provocar graves problemas gástricos. No es de extrañar que la moda del aceite de pescado que inundó Estados Unidos en la década de 1980, desapareciera tan rápidamente. Nadie experimentaba ningún beneficio para la salud porque las dosis que tomaban eran muy bajas para obtener algún resultado. Para empeorar las cosas, cuando la cápsula se disolvía en el estómago, muchas personas notaban que el sabor del aceite de pescado les repetía y tenían mal aliento durante horas. Y por si eso fuera poco, otras sustancias contaminantes (generalmente ácidos grasos extraños generados por las algas), presentes en el aceite de pescado, les provocaban hinchazón y diarrea.

Aunque se eliminó la vitamina A de las cápsulas de aceite del cuerpo del pescado, seguía habiendo el problema de los PCB y de las dioxinas. Para hacer frente a este problema, algunos fabricantes emplearon una tecnología denominada destilación molecular, que eliminaba parte de los PCB y de las dioxinas, pero no en su totalidad. Como la destilación molecular también eliminaba el colesterol, estos productos se podían comercializar anunciando que no tenían colesterol. (De hecho, no era así, pero la cantidad de colesterol descendió por debajo del límite que exigía el Estado para poder indicarlo en la etiqueta.)

El verdadero avance en los aceites de pescado tuvo lugar hacia el año 2000, cuando llegaron los concentrados de EPA y DHA con un alto grado de pureza. Esto requería ingeniería química avanzada que empieza con la eliminación de la mayoría de las grasas saturadas mediante la destilación fraccionada, a la vez que se consigue eliminar casi todos los PCB (medidos en partes por billón) y dioxinas (medidas en partes por trillón) mediante una destilación molecular más sofisticada. Con estas innovaciones se creó un nuevo tipo de aceite que podía ofrecer una cantidad concentrada de ácidos grasos omega-3 de cadena larga sin los subproductos no deseados como contaminantes químicos o ácidos grasos perjudiciales. Básicamente, estos nuevos concentrados de EPA y DHA, con un alto grado de pureza, se podían considerar aceite de pescado puro de alta calidad: altamente concentrados y refinados, listos para actuar.

Los concentrados de EPA/DHA con un alto grado de pureza

¿Cuáles son las normativas para un concentrado de EPA y DHA con un alto grado de pureza? Se han de cumplir cuatro requisitos. Por desgracia, no es obligatorio indicar la mayor parte de estos criterios en la etiqueta de un producto. Eso significa que has de confiar en la integridad de la marca, lo cual siempre es arriesgado en el negocio de los alimentos naturales.

Lo único que suele aparecer en la etiqueta es el nivel de EPA y DHA. Incluso en esto es fácil que te engañen. Siempre hay que buscar que tenga al menos un 60 % de ácidos grasos EPA y DHA. Sólo los concentrados que superen este nivel de EPA y DHA tienen el grado de pureza suficiente para cumplir con los otros tres requisitos. Aunque los otros tres requisitos nunca constan en la etiqueta, esto es lo que debería poner:

PCB (bifénilos policlorados)	menos de 30 partes por un billón (ppb)
Dioxinas	menos de 1 parte por trillón (ppt)
Oxidación total (Totox)	menos de 20 meq/kg*

Son normativas muy estrictas y sólo las cumplen un reducido grupo de suplementos de aceite de pescado. Veamos la razón por la que cada requisito es esencial para asegurar los beneficios de los concentrados de EPA y DHA para reducir la inflamación.

Primero, el aceite de pescado natural sólo contiene entre el 5 y el 20 % de sus ácidos grasos en la combinación EPA y DHA. La gran mayoría de los ácidos grasos del pescado son grasas saturadas y algunos ácidos grasos monoinsaturados, que son perjudiciales para el tracto gastrointestinal. Nuestro cuerpo no está diseñado para digerir estos ácidos grasos producidos por las algas (recordemos que los peces no fabrican aceite de pescado; simplemente acumulan algas que generan EPA y DHA). Eliminarlos del aceite de pescado puede ayudar a evitar los trastornos gastrointestinales sin sacrificar ningún beneficio para la salud.

---

* Miliequivalentes por kilo.

Segundo, el aceite de pescado crudo se puede considerar la cloaca del mar. Todo lo que no es liposoluble, como los PCB, las dioxinas y los compuestos de mercurio orgánico, se encuentra en el aceite de pescado crudo. Para eliminar estas sustancias se requiere un complejo proceso químico, ya que se necesitan aproximadamente 100 litros de aceite de pescado crudo para hacer 1 litro de concentrado de EPA y DHA. Si no se indica que los niveles de PCB son inferiores a 30 partes por billón (ppb), lo más probable es que ese aceite de pescado los contenga. Recomendación útil: desconfía si el fabricante pone que los niveles de PCB están «por debajo de los límites detectables». Esto simplemente significa que el detector que han utilizado no es muy sensible. Por desgracia, nuestro cuerpo y el cerebro sí los detectan.

Tercero, los niveles de oxidación total (Totox) del aceite de pescado, incluyendo peróxidos, cetonas y aldehídos, son especialmente importantes, ya que éstos pueden dañar el ADN.

Valorar la calidad del aceite de pescado

Salvo que tengas un sofisticado y caro equipo en tu cocina, nunca podrás determinar la calidad de un concentrado de EPA y DHA. Un fabricante puede afirmar que el aceite de pescado es de «calidad farmacéutica», pero no existe una definición estándar respecto a lo que significa eso. Las leyes que gobiernan la industria de los complementos alimenticios en Estados Unidos son sumamente permisivas, porque permiten que los fabricantes pongan lo que les plazca en la etiqueta de un producto siempre y cuando no prometa que cura o previene cierta enfermedad. Por lo tanto, debes desconfiar de cualquier aceite de pescado.

Entonces, ¿qué ha de hacer un consumidor? Hay dos opciones.

La primera prueba se ciñe a su olor y su sabor. Los seres humanos hemos desarrollado el sistema sensitivo del gusto y del olfato que nos indica el peligro de comer un alimento en particular. Con el aceite de pescado no es diferente. Si el aceite de pescado sabe a pescado, es un gran indicativo de que hay un alto grado de «oxidación oculta». Este sabor a pescado procede de los productos de descomposición oxidados del EPA y DHA conocidos como aldehídos. Estos aldehídos se pueden unir por covalencia al ADN provocando la ruptura del mismo.

Por desgracia, estas dos sencillas pruebas por sí solas no son definitivas para saber si un producto contiene un nivel inaceptable de PCB o dioxinas, pero por algo se empieza.

La segunda opción es entrar en una web gratuita que nada tenga que ver con los fabricantes y comprobar si la marca que has comprado cumple las normativas que he señalado. En mi opinión, la mejor es *www.ifosprogram.com*, de la Universidad de Guelph en Canadá. El IFOS (las siglas para International Fish Oil Standars o Reglas Internacionales para el Aceite de Pescado) utiliza las pruebas más sofisticadas del mundo para buscar los contaminantes. Todos los lotes de aceite de pescado que se analizan reciben una puntuación que indica el grado de calidad del producto. Por esta razón, muchos fabricantes nunca remiten sus aceites para que sean analizados, pues todos los resultados se publican en internet. Otros envían sólo un lote y parece que todos los lotes sean iguales. (Esto es como pensar que cada año la cosecha de vino tendrá el mismo sabor.)

¿Y si el aceite de pescado que estás tomando no está en la lista de esta web? Si no aparece ningún dato, deberías dudar de su calidad.

¿Cuánto has de tomar?

Para conseguir los beneficios de los ácidos grasos omega-3 has de tomar una dosis terapéutica. Por desgracia, es mucho más alta de lo que se había pensado en un principio. Se ha de tener en cuenta el coste del EPA y DHA en un producto de aceite de pescado. Aquí, la potencia es importante. Para los aceites de pescado de potencia baja, el coste de la cápsula de gelatina es mucho mayor que el del propio producto. De modo que cuando calculas el coste real por gramo de EPA y DHA que estás tomando, es muy caro. Aunque los concentrados de EPA y DHA destilados parece que sean más caros, el coste real de los ingredientes activos (EPA y DHA) suele ser menor. Calcula que pagas aproximadamente 1 euro por gramo de EPA y DHA.

Los ácidos grasos omega-3 de cadena corta frente a los de cadena larga

No todos los ácidos grasos omega-3 actúan del mismo modo. Los de cadena larga como el EPA son los más eficaces para equilibrar los niveles de eicosanoides, mientras que el DHA es un poderoso activador de los factores de transcripción y es necesario para el funcionamiento óptimo del cerebro. Estos ácidos grasos omega-3 de cadena larga sólo se encuentran en el aceite de pescado. Los de cadena corta, como el ácido alfalinolénico (ALA), que se encuentra en la linaza y en otras semillas, tienen el potencial para convertirse en sus parientes de cadena larga, como el EPA y DHA. El proceso biosintético por el que ALA se transforma en EPA y DHA es muy largo y complicado, por lo que no podemos conseguir demasiados ácidos grasos de cadena larga a partir de los de cadena corta. De hecho, tendríamos que consumir 20 gramos de ALA para conseguir un gramo de EPA, y 0,1 de DHA. Esto no compensa la inversión dietética.

8

Los polifenoles

Los polifenoles son las sustancias químicas que dan a las plantas su color. Pero hay una razón más importante para su existencia que hacer que tu plato resulte más vistoso. Los polifenoles son las estrellas del sistema inmunitario de la planta que ha de luchar contra las invasiones microbianas. Ésta es la razón por la que el sistema inmunitario de una planta es prácticamente idéntico a las partes más primitivas del nuestro. Ambos se han conservado a lo largo de cientos de millones de años de evolución. Lo que es bueno para que una planta luche contra una infección, probablemente también lo sea para nosotros.

Los polifenoles, además de su acción antimicrobiana, en concentraciones altas también inhiben la activación del interruptor genético maestro. Ahí es donde residen sus verdaderos beneficios para la salud ¿Cómo conseguimos suficientes polifenoles para obtener el beneficio antiinflamatorio? Muy sencillo, asegurándonos de que la mayoría de los hidratos de carbono que consumimos a lo largo del día sean de colores. Ahí está la clave: ingerir el mayor número posible de polifenoles, junto con el mínimo de hidratos de carbono. Esto significa comer muchas verduras que no contengan almidón, cantidades moderadas de fruta y una reducida dosis de cereales integrales. Todos contienen polifenoles, pero no olvidemos que nuestra principal arma para reducir la inflamación silenciosa es eliminar Grasa Tóxica, lo que implica controlar la respuesta de la insulina en cada comida.

Alimentos orgánicos o no orgánicos

Hace setenta años todos los alimentos eran orgánicos. La razón para introducir herbicidas y pesticidas en la agricultura fue meramente económica, pues permitía a los agricultores cosechar más. Sin embargo, esto tuvo un efecto secundario que nadie había previsto. El nivel de polifenoles depende del grado de estrés que padecen las plantas con los ataques de bacterias y virus. Las plantas orgánicas tienen que aumentar sus niveles de polifenoles para protegerse. Las que están protegidas por herbicidas o pesticidas no tienen que trabajar tanto. No tienen que fabricar tantos polifenoles para combatir las invasiones microbianas y, por consiguiente, pueden utilizar una mayor parte de su capacidad sintética para generar más hidratos de carbono. Ésta es la esencia de la Revolución Verde. Utilizar grandes cantidades de herbicidas y pesticidas para aumentar las cosechas de hidratos de carbono liberando a las plantas de su necesidad de generar más polifenoles para protegerse. Bueno para la agroindustria, malo para la salud.

Los beneficios del alcohol

A decir verdad, no existen. El alcohol actúa como un «superazúcar» en el cuerpo que aumenta los niveles de insulina. El cuerpo también metaboliza el alcohol como formaldehído, y si llega suficiente cantidad a nuestro cerebro, matamos unas diez mil neuronas cerebrales con cada copa que ingerimos. Sin embargo, siempre se está hablando de los beneficios del vino tinto, pero nadie habla de los beneficios del vodka. Lo que hace el alcohol es que nos ayuda a extraer un mayor número de polifenoles de las uvas. En este sentido, los extractos alcohólicos de cualquier planta serán más ricos en polifenoles que las propias plantas. Entonces, ¿por qué no evaporamos los extractos alcohólicos y los consumimos? Por desgracia, los polifenoles son uno de los ingredientes alimentarios más amargos que existen. Por ejemplo, el chocolate sin azúcar es rico en polifenoles, pero casi nadie se lo puede comer debido a su sabor amargo. Recuerda que los polifenoles sólo representan del 6 al 8% de la masa total del chocolate amargo de repostería, para que puedas entender lo amargo que puede ser un polifenol de chocolate puro. Lo mismo sucede con los polifenoles de la manzana y de la uva. Esto nos ayuda a explicar el beneficio secundario del alcohol en el vino, cuya función es anestesiar los receptores del sabor de la lengua para que no perciban el amargor de los polifenoles del vino. La gente habla del *bouquet* del vino sin darse cuenta de lo amargos que son los polifenoles. Demos gracias a la capacidad anestésica que tiene el alcohol en la lengua.

¿Son iguales todos los polifenoles?

Hay unos 4.000 polifenoles conocidos y probablemente haya el doble de esa cifra que todavía no se han identificado. Todos tienen grandes propiedades antioxidantes, lo que significa que pueden neutralizar a los radicales libres que se producen durante el metabolismo de las calorías dietéticas en energía química. Pero no todos tienen propiedades antiinflamatorias. Éstas proceden de la inhibición del interruptor genético maestro para la inflamación. Hasta que no tengamos más datos, lo mejor es comer una amplia gama de hidratos de carbono de colores para cubrir nuestras necesidades.

9

Todo a la vez:
el Método de los Bloques de la Zona

Ha llegado el momento de unificarlo todo en un extenso programa dietético para combatir la inflamación silenciosa durante toda la vida, tal como
se muestra en el diagrama siguiente.

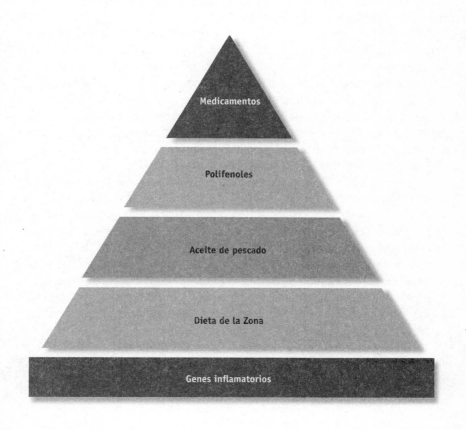

La parte más importante del programa para controlar los genes inflamatorios siempre será la Dieta de la Zona. Sólo ésta tiene el potencial para reducir los niveles de Grasa Tóxica en nuestro cuerpo. Los aceites de pescado concentrados ocupan el siguiente puesto. Los ácidos grasos omega-3 del aceite de pescado no pueden reducir directamente los niveles de Grasa Tóxica, pero pueden diluirla y de ese modo rebajar la posible activación de la inflamación silenciosa. El siguiente lugar lo ocupan los polifenoles. Los polifenoles no tienen tanta fuerza como la Dieta de la Zona o los ácidos grasos omega-3 del aceite de pescado, pero en concentraciones altas pueden inhibir la activación del interruptor genético maestro para la inflamación silenciosa.

Cuanto más usemos los tres componentes dietéticos, más fácil nos resultará controlar la inflamación silenciosa. Facilita mucho la vida. Además, cada uno de los componentes dietéticos del Método de los Bloques de la Zona actúa utilizando senderos moleculares diferentes para que la combinación de los resultados siempre sea superior en comparación con cada uno de los métodos por separado.

Pero probablemente pienses: ¿No hay ningún medicamento que pueda inhibir el interruptor genético maestro para la inflamación y que, por tanto, no debas hacer ningún cambio en tu dieta? En realidad, existen algunos fármacos que pueden inhibirlo. Pero por desgracia sólo actúan en concentraciones muy altas y las que serían necesarias para reducir la inflamación tienen importantes efectos secundarios. El primero fue el medicamento milagroso del siglo xx. Se llama aspirina. Es un fármaco extraordinario. Sirve para tratar el dolor de cabeza, previene las enfermedades cardiovasculares, incluso puede ayudar en el tratamiento contra el cáncer y posiblemente el Alzheimer. ¿Cómo funciona? Previene la transformación de la Grasa Tóxica en las poderosas hormonas inflamatorias conocidas como eicosanoides. Por desgracia, la aspirina es como una bomba de relojería que provoca muchos daños colaterales (principalmente hemorragias), ya que también inhibe los eicosanoides antiinflamatorios. El otro, es el fármaco milagroso del siglo xxi. Son las denominadas estatinas. Se crearon para bajar el colesterol, pero tuvieron el efecto inesperado de inhibir el interruptor genético maestro para la inflamación y reducir la inflamación silenciosa. El problema con las estatinas es que son los únicos medicamentos que sabemos que aumentan los niveles de Grasa Tóxica. Así que tampoco compensa tomarlas.

Por consiguiente, por qué no ceñirnos al método probado para reducir la inflamación silenciosa sin ningún efecto secundario: el Método de los Bloques de la Dieta de la Zona. Está demostrado, es potente y su único efecto secundario es que te permite vivir más y mejor.

10

La hora de la verdad para la salud pública

¿Por qué has de seguir el método de los bloques de la Dieta de la Zona? ¿Para mejorar tu salud? Así debería ser puesto que la salud es lo único que no podemos comprar con dinero. Pero lo que es igualmente importante es que cuando perdemos la salud es muy difícil recuperarla. Aunque esto sea cierto, normalmente no es razón suficiente para que la mayoría de las personas estén dispuestas a cambiar sus hábitos dietéticos. Al fin y al cabo, tienen un sistema de salud pública que les cuidará. La razón por la que deberías seguir esta dieta es porque es la mejor inversión para protegerte cuando el sistema de salud pública deje de ser materialmente sostenible. Y eso está a punto de llegar en casi todos los grandes países del mundo, incluida España.

Los sistemas de salud pública nacionales se crearon en una época en que los ancianos suponían una parte muy pequeña de la población y el índice de natalidad iba en aumento, lo que garantizaba que los nuevos trabajadores jóvenes (y sanos) podrían mantener sin problemas las necesidades médicas de los ancianos cada vez más enfermos. Los gobiernos, al ofrecer cuidados médicos universales, lo hicieron calculando que los jóvenes no iban a necesitar tantos cuidados sanitarios. De hecho, actuaron como buenos corredores de apuestas, sopesaron las probabilidades y apostaron creyendo que iban a ganar cuando ya parecía que se había dicho y hecho todo. Las probabilidades eran razonables, puesto que aproximadamente el 40% de todo el gasto en salud pública empieza después de los 65 años. Siempre y cuando la población anciana siguiera siendo de tamaño reducido los gobiernos podrían afrontar su apuesta por la sanidad.

Lo que no se tuvo en cuenta fue la posibilidad del descenso del índice de natalidad y el correspondiente aumento del ciclo de vida de los mayores. Ahora el número relativo de trabajadores nuevos que entra en el sistema decrece en comparación con el aumento de mayores que lo abandona. Para empeorar las cosas, los ancianos no sólo viven más, sino que precisan de la tecnología médica más sofisticada y cara. Al mismo tiempo, la industria farmacéutica ha terminado con los blancos fáciles, como las infecciones bacterianas y la hipertensión. Las patologías difíciles como la diabetes, enfermedades cardiovasculares, cáncer y Alzheimer están demostrando ser más complicadas de tratar con medicamentos.

La razón por la que aumenta el gasto en salud pública en todos los países desarrollados es por la simple ecuación que vemos a continuación:

Gasto en salud pública =
(% de la población mayor de 65 años) × (% de la población obesa)

Las personas mayores de 65 años empiezan a utilizar los recursos a un ritmo mucho más rápido a medida que envejecen. Las personas obesas tienen niveles altos de inflamación silenciosa que aceleran el desarrollo de enfermedades crónicas a edades más tempranas. En todos los países desarrollados está aumentando el porcentaje de población de ambos grupos. Esto significa que el gasto sanitario irá en aumento y probablemente se duplicará en los próximos diez años.

Lo peor de todo esto es la creciente epidemia de diabetes. En Estados Unidos la diabetes se duplicará en los próximos quince años y se calcula que el gasto que producirá aumentará alrededor del 300% en el mismo período. Pero eso no es más que la punta del iceberg económico. Una persona con diabetes tiene de 2 a 4 veces más riesgo de desarrollar enfermedades cardiovasculares, y de 2 a 3 veces más riesgo de desarrollar Alzheimer. Esto significa que nuestra actual epidemia de diabetes puede ser simplemente el anticipo de una nueva epidemia de enfermedades cardiovasculares y Alzheimer. Sencillamente, no hay dinero para afrontar los compromisos sociales actuales que se crearon hace unos sesenta años.

Los gobiernos tienen la opción de aumentar los impuestos a los trabajadores (que ya son increíblemente altos en los países con programas de salud estatales) o empezar a racionar la atención médica que se había prometido a los ancianos. Sea como fuere, conservar nuestra salud se convierte en una de las grandes ventajas para nosotros, especialmente cuando nos acercamos a los 65 años y estamos esperando recibir atención médica gratis durante lo que nos quede de vida. Si conservar la salud no es suficiente incentivo para seguir la Dieta de la Zona, sí debería serlo conservar nuestro bienestar económico.

Esto también se convierte en un tema político importante para todos los países desarrollados. Los países tienen unos recursos fiscales limitados. Cuanto más elevado es el gasto en sanidad para una población cada vez más enferma, menos tenemos para garantizar el futuro de la sociedad, en aspectos como infraestructuras, educación, ejército, etc. Al final, la estructura fiscal de todos los países se derrumbará como un castillo de naipes. El país más expuesto a ello es Estados Unidos, donde se ha nacionalizado la salud pública para los mayores de 65 años. El problema es que no hemos ahorrado para sufragarla. En la actualidad, la deuda fiscal para ese programa asciende a casi 40.000 billones de dólares. Esa cifra hace que la crisis actual parezca una broma. ¿De dónde va a salir ese dinero? Desde luego no va a ser de las exportaciones, ni de los ahorros, y, por desgracia, tampoco de la voluntad de la nación de vivir considerablemente por debajo de sus posibilidades durante una generación o dos.

Por lo menos, los países europeos han ido pagando a sus sistemas sanitarios, pero aun así se dan cuenta de que no es suficiente. Algunos países están restringiendo las prestaciones extraordinarias después de los 65 años alegando que es en beneficio de toda la sociedad; otros están dando a sus ciudadanos un tiempo limitado para que adelgacen o dejen de fumar. Si las personas son incapaces o no tienen la voluntad de abandonar su estilo de vida, la sanidad estatal limitará sus futuros gastos en cuidados sanitarios. Otros están dando incentivos económicos para que sus ciudadanos se vayan a vivir a países con climas más benignos, así la sanidad de ese nuevo país pagará los gastos.

Japón está adoptando un enfoque todavía más radical al pedir a las empresas que reduzcan el número de trabajadores de edades comprendidas entre los 40 y los 70 años que tengan el síndrome metabólico, de lo contrario se enfrentarán a serias penalizaciones.

Quizá la solución china sea la mejor, es decir, no tener ningún sistema sanitario. Es responsabilidad de los hijos cuidar de los mayores.

Sea cual fuere el enfoque adoptado por un gobierno frente a esta catástrofe económica, la única forma de protegernos económicamente es reducir la inflamación silenciosa lo antes posible y mantenerla bajo control durante el resto de nuestra vida. Eso significa seguir siempre el método de los bloques de la Dieta de la Zona y tomar un suplemento de ácidos grasos omega-3 de pescado altamente concentrado y purificado. Eso cierra el círculo del comienzo de la medicina moderna hace unos dos mil quinientos años cuando Hipócrates dijo: «Que la comida sea tu medicina». Él sabía que estaba a la vanguardia de nuestra actual biología molecular al comprender el poder de los alimentos para alterar la expresión de los genes. Hipócrates también dijo: «El médico no debe perjudicar al paciente». Ambas afirmaciones se pueden poner en práctica siguiendo el método de los bloques de la Dieta de la Zona y tomar un suplemento de ácidos grasos omega-3 de pescado altamente concentrado y purificado. Lo único que hemos de hacer es retomar nuestra voluntad de controlar nuestro futuro.

11

Rendimiento deportivo

Las personas normalmente piensan que la Dieta de la Zona es sólo para adelgazar. Tal como he dicho ya en este libro, la Dieta de la Zona se creó para reducir la inflamación silenciosa. Ésta es la clave del éxito para perder peso, reducir la probabilidad de padecer enfermedades crónicas y mejorar el rendimiento de los atletas.

Ser un atleta de élite significa que siempre padeces inflamación debido a los entrenamientos intensivos. Ésta es la razón por la que mis primeros estudios sobre la Dieta de la Zona fueron con atletas de élite. Si podía reducir la inflamación en los atletas de élite, estaba seguro de que podría hacer lo mismo con el resto de las personas.

Hay muchas áreas en el rendimiento atlético que mejorarían si se redujera la inflamación silenciosa. Éstos son los siguientes:

- Reducir la grasa corporal
- Mejorar los tiempos de recuperación
- Aumentar la masa muscular
- Mejorar los tiempos de reacción
- Aumentar la transferencia de oxígeno
- Mantener la concentración mental y el estado de ánimo

Veamos de qué modo podemos mejorar cada área de la Dieta de la Zona.

Grasa corporal

Aparte del sumo no sé de ningún otro deporte que valore el exceso de grasa corporal. Los atletas siempre están intentando controlar su peso igual que el resto de las personas. Entrenan más duro que los demás, pero esto también despierta el apetito. Por lo tanto, han de poner especial atención en compensar las proteínas con los hidratos de carbono para conseguir el equilibrio hormonal.

La única diferencia entre la dieta de un atleta y la de una persona normal que intente adelgazar es que el atleta necesita más proteínas, más hidratos de carbono y sobre todo más grasas. El total de calorías extra es necesario para compensar la pérdida de energía química durante los entrenamientos. El atleta necesita más proteína por dos razones. La primera es que tiene más masa muscular que una persona normal. La segunda es que sus intensos entrenamientos romperán más rápidamente esa masa muscular. Si necesita más proteínas, también necesitará más hidratos de carbono para mantener el nivel apropiado de equilibrio hormonal y prevenir la acumulación de grasa. La única diferencia es que el atleta necesitará más grasa que una persona normal. En primer lugar, la grasa no tiene ningún efecto sobre la insulina (la hormona que nos engorda y no nos permite adelgazar). En segundo lugar, la grasa es el combustible de alta calidad que posteriormente se transformará en energía química para futuros entrenamientos. ¿Cuándo es el momento en que un atleta necesita más grasa en su dieta? Cuando se puede ver sus propios músculos abdominales. Hasta ese momento, también ha de vigilar la cantidad total de grasa que consume para mantener su porcentaje ideal de grasa corporal para entrenar.

Tiempos de recuperación

El tiempo de recuperación después de un entrenamiento intenso dependerá de la cantidad de inflamación que has provocado. Cuanto más dura es la sesión, más inflamación generas. Ésta es la razón por la que hacer ejercicio intenso suele ser doloroso. Una dieta antiinflamatoria como la de la Zona es el «fármaco» ideal para reducir la inflamación y que el atleta pueda volver a sus entrenamientos lo antes posible. Cuanto más entrena, más rinde.

Masa muscular

Para crear músculo no basta con hacer entrenamiento de fuerza. Necesitas la cantidad adecuada de proteína (especialmente las ricas en el aminoácido leucina) y niveles estables de insulina. Sólo cuando se combinan ambas cosas se puede optimizar la síntesis de la proteína en músculo. Esta síntesis constante de proteína sólo se puede mantener unas tres horas después de cada comida, pero sólo si gracias a la última comida mantenemos un nivel correcto de leucina e insulina. Esto significa que tendrás que seguir los principios de la Dieta de la Zona en cada ingesta para maximizar tu masa muscular.

Transferencia de oxígeno

El índice de transferencia de oxígeno de la sangre a los músculos es lo que determina el rendimiento de un atleta. Los eicosanoides «buenos» son los que aumentan el diámetro de los vasos sanguíneos que permiten que el oxígeno llegue a las células musculares durante el ejercicio. En los entrenamientos intensivos de alto nivel, el atleta adquiere mayor producción de energía química que otro atleta con una capacidad más baja de transferencia de oxígeno. La Dieta de la Zona es la mejor forma de aumentar los niveles de eicosanoides «buenos».

La concentración mental y el estado de ánimo

Normalmente, en cualquier tipo de competición el atleta que comete menos errores es el que gana. La eficacia de la Dieta de la Zona es que mantiene estables los niveles de azúcar en sangre y cuando esto sucede tenemos agudeza y atención mental. Esto significa cometer menos errores. Mantener un buen estado de ánimo también es otro factor importante en el rendimiento deportivo. Los ensayos clínicos con los atletas han demostrado que la combinación de la Dieta de la Zona con el aceite de pescado concentrado mejora notablemente el estado de ánimo del deportista respecto a la dieta típica rica en hidratos de carbono que suelen consumir.

Ésta es una lista bastante contundente sobre los posibles beneficios de seguir la Dieta de la Zona. Pero ¿funciona? Bueno, los atletas de élite con los que Riccardo (Dr. Riccardo Pina, responsable de la Dieta de la Zona en Europa) y yo hemos trabajado durante los últimos cuatro Juegos Olímpicos, han ganado 25 medallas de oro e innumerables medallas de plata y bronce. Estos atletas simplemente gozaban de mayor equilibrio hormonal que sus rivales. Estaban en la Zona.

12

Recetas europeas para
la Dieta de la Zona

La Dieta de la Zona es universal porque se puede aplicar a cualquier tipo de cocina. Basta con utilizar los ingredientes y comidas de cada país, pero adaptando estas últimas para equilibrar las proteínas y la carga glucémica y luego intentar eliminar el máximo de ácidos grasos omega-6. Si puedes reducir las grasas saturadas de la comida, será un beneficio añadido.

A continuación presentamos una serie de recetas de la Dieta de la Zona.

Nota: El peso de las verduras es cocido si no se indica lo contrario.

RECETAS DE PASTA

PASTA A LA BOLOÑESA (3 BLOQUES)

Ingredientes:

Pasta (peso cocido)	¾ taza
Carne magra picada de ternera	90 g
Queso parmesano	1 cucharadita
Aceite de oliva virgen extra	1 cucharada
Cebolla	80 g
Salsa de tomate natural	2 cucharadas

Elaboración:

- Sofreír la cebolla en el aceite.
- Añadir la carne picada de ternera, rehogarla hasta que quede dorada y echar la salsa de tomate.
- Añadir sal al gusto.
- Hervir la pasta al *dente* y luego añadir la salsa y el queso parmesano.

MACARRONES AL HORNO (4 BLOQUES)

Ingredientes:

Macarrones (peso cocido)	1 taza
Mozzarella desnatada	30 g
Carne picada de ternera	60 g
Cebolla	¼ pieza
Salsa de tomate natural	2 cucharadas
Queso parmesano rallado	1 cucharadita (20 g)
Aceite de oliva virgen extra	4 cucharaditas
Sal	al gusto

Elaboración:
- Sofreír un poco la cebolla en el aceite para la carne y la salsa de tomate.
- Incorporar la carne y cuando esté dorada añadir la salsa de tomate.
- Añadir sal y dejarlo cocer unos minutos.
- Hervir los macarrones al dente, escurrirlos y ponerlos en una bandeja de horno.
- Agregar la carne y la salsa de tomate, el queso parmesano y la mozzarella cortada a tiras finas.
- Mezclarlo todo bien y hornear 15 minutos a 200°.

ESPAGUETIS CON ATÚN (3 BLOQUES)

Ingredientes:

Espaguetis (peso cocido)	²/₄ taza
Atún en lata escurrido o natural	90 g
Tomates naturales pelados	2 tazas
Aceite de oliva virgen extra	1 cucharada
Ajo, perejil, sal y pimienta	al gusto

Elaboración:
- Dorar el ajo en el aceite y añadir los tomates pelados.
- Sofreír unos minutos e incorporar el atún desmenuzado.
- Añadir sal y pimienta al gusto.
- Hervir los espaguetis al dente y escurrirlos. Añadir la salsa, espolvoreándo-la con perejil y mezclarlo todo bien.

LASAÑA DE POLLO (3 BLOQUES)

Ingredientes:

Berenjena	2 tazas
Aceite de oliva virgen extra	1 cucharada
Leche	cantidad necesaria
Pollo (pechugas cortadas sin piel)	90 g
Vino blanco de mesa	al gusto
Pimentón dulce, orégano, sal y pimienta	al gusto
Tomates (troceados)	2 tazas

Elaboración:
- Mezclar en un recipiente el pollo, el orégano, un poco de sal, pimienta y vino blanco.
- Dejarlo 24 horas en la nevera.
- Saltear el pollo en una sartén durante 5 minutos. Reservar.
- Lavar y pelar la berenjena. Cortarla a rodajas de unos 2 cm y sumergirlas en un recipiente con leche fría hasta que estén bien empapadas.
- Precalentar el horno a 180º.
- Disponer de manera alterna en una bandeja de horno una capa de berenjenas, otra de pollo y otra de tomate.
- Cubrir la última capa con tomate y un poco de aceite.
- Hornear 30 minutos.

PLATOS PRINCIPALES

PECHUGA DE POLLO CON SETAS (3 BLOQUES)

Ingredientes:

Pechuga de pollo	90 g
Salsa de tomate natural	2 tazas
Setas o champiñones	al gusto
Vino tinto	1 copa
Cebolla (cruda, rodajas)	2 tazas
Piel de limón, sal y pimienta	al gusto
Aceite de oliva virgen extra	1 cucharada
Caldo de carne	al gusto

Elaboración:
- Sofreír la cebolla a fuego lento en una sartén antiadherente con aceite. Agregar un poco de caldo o agua si es necesario.
- Añadir la pechuga de pollo troceada.
- Cuando haya cambiado de color por ambos lados, salpimentar, verter el vino y la piel de limón.
- Dejar evaporar el vino, incorporar la salsa de tomate y las setas bien troceadas (si has usado setas secas recuerda que debes ponerlas en remojo previamente).
- Cocer a fuego medio durante 15 minutos.

POLLO CON ESPINACAS (3 BLOQUES)

Ingredientes:

Pechuga de pollo, cortada a tiras	90 g
Garbanzos envasados, escurridos	¼ taza
Cebolla cruda, cortada a trozos grandes	1 taza
Tomates crudos, troceados	1 taza
Espinacas, lavadas y cortadas	2 tazas
Aceite de oliva virgen extra	1 cucharada
Caldo de pollo	½ taza
Orégano	1 cucharadita
Ajo picado	1 cucharadita
Sal y pimienta	al gusto

Elaboración:

- En una sartén con un chorrito de aceite, saltear el pollo previamente salpimentado y ½ taza de cebollas cocidas.
- En otra sartén añadir un chorrito de aceite, echar el resto de la cebolla, los garbanzos, los tomates, el caldo de pollo, el orégano y el ajo.
- Remover regularmente, y cuando las cebollas estén tiernas, añadir las espinacas y terminar de cocer.
- Servir en un plato la mezcla de verduras y colocar el pollo encima.

POLLO AL PIMENTÓN DULCE (4 BLOQUES)

Ingredientes:

Pechuga de pollo	120 g
Patata cocida	¹/₃ taza
Cebollas crudas, pequeñas cortadas	1 taza
Aceite de oliva virgen extra	2 cucharaditas
Salsa de tomate natural	2 ½ taza
Pimentón en polvo	1 cucharada
Caldo de pollo	1 litro
Sal y pimienta	al gusto
Laurel	al gusto
Piel de limón	Rallada
Crema agria	4 g
Harina	15 g

Elaboración:

- Sofreír los trocitos de cebolla en aceite caliente hasta que estén un poco dorados, verter la salsa de tomate, bajar el fuego y añadir el pimentón. Remover durante 2 minutos.
- Agregar el caldo, subir el fuego, añadir sal, pimienta, laurel y la piel de limón rallada. Cocinar durante 30 minutos a fuego medio.
- Bajar el fuego y cocer a fuego lento una hora más, añadir un poco de agua si es necesario, sacar la grasa (quedará flotando) de vez en cuando.
- Incorporar el pollo y cocer a fuego lento de 50 a 60 minutos más. Añadir la crema agria con harina, remover lentamente hasta que se haga la salsa.
- Servir acompañado de patatas cocidas.

POLLO A LA ITALIANA (4 BLOQUES)

Ingredientes:

Pechuga de pollo, cortada a dados	120 g
Calabacines, rodajas finas	320 g
Cebollas, a rodajas finas	160 g
Patatas rojas, a rodajas finas	50 g
Tomates, sin semillas y troceados	150 g
Aceite de oliva virgen extra	1 y ¹⁄₃ cucharada
Vinagre balsámico	1 cucharada
Ajo	2 cucharaditas
Tomillo seco	1 cucharadita
Perejil fresco, troceado	2 cucharadas
Sal y pimienta	al gusto

Elaboración:

- Precalentar el horno a 220°.
- Mezclar el pollo y las verduras en un bol.
- En otro bol mezclar el aceite, vinagre, especias, sal y pimienta al gusto.
- Verter la mezcla sobre el pollo y las verduras.
- Poner en una bandeja de horno. Cubrirla con papel de aluminio, hornear durante 25 minutos.
- Cuidado con el vapor que saldrá al retirar el papel de aluminio de la bandeja. Servir caliente adornado con perejil.
- Añadir 50 g de mandarina o 100 g de pera.

POLLO FRITO CON VERDURAS (3 BLOQUES)

Ingredientes:

Pollo	90 g
Cebolla (cruda)	1 taza
Zanahorias	½ taza
Pimientos verdes	1 taza
Pimientos rojos	1 taza
Tomates o salsa de tomate	2 tazas
Champiñones	al gusto
Mostaza	al gusto
Perejil	al gusto
Sal y pimienta	al gusto
Aceite de oliva virgen extra	1 cucharada

Elaboración:
- Cortar las zanahorias, pimientos, perejil y champiñones.
- Trocear la cebolla y sofreírla un poco hasta que se reblandezca.
- Añadir el pollo con un poco de mostaza y freírlo.
- Luego añadir el resto de las verduras troceadas y cocinarlas en la salsa de tomate.
- Cocerlo hasta que el pollo se reblandezca (aproximadamente unos 20 minutos).

PAVO AL CURRY (4 BLOQUES)

Ingredientes:

Pavo magro	120 g
Calabacines	1 taza
Apio (crudo)	½ tallo
Puerro	½ taza
Pan	1 rebanada
Curry	1 cucharadita
Manzana	1 pieza
Almendras peladas	3
Aceite de oliva virgen extra	2 cucharaditas
Vino blanco	al gusto
Melón o macedonia	¾ taza o ⅓ taza

Elaboración:

- Poner el aceite en una sartén, añadir el pavo cortado a tiras y sofreír unos minutos.
- Sacar el pavo y en la misma sartén echar los calabacines, el apio y el puerro cortado al estilo juliana.
- Dorar las verduras durante un par de minutos, añadir el pavo, rociarlo con curry, añadir la sal y salpicarlo de vino blanco.
- Cuando se haya evaporado el vino, echar las almendras tostadas y colocarlo todo en un plato con las rodajas de manzana y pan.
- Añadir ⅓ taza de macedonia natural o ¾ taza de melón.

TERNERA A LA PIMIENTA CON ARROZ (3 BLOQUES)

Ingredientes:

Filete de ternera cortado a tiras	90 g
Pimiento	2 tazas
Cebolla	½ taza
Arroz	2 cucharadas
Chile	2 g
Vino blanco	al gusto
Caldo vegetal	2 vasos
Aceite de oliva virgen extra	1 cucharada
Ajo	1 diente

Elaboración:

- Echar un poco de aceite en una sartén, sofreír la cebolla y la ternera un par de minutos.
- Añadir los pimientos, sal y pimienta, y al cabo de unos minutos añadir vino blanco.
- Añadir los chiles troceados. Colocar el arroz hervido en el plato formando una montañita y echar la mezcla encima.
- Espolvorear el perejil troceado y el ajo.

CABALLA CON ACEITUNAS (4 BLOQUES)

Ingredientes:

Filetes de caballa	180 g
Salsa de tomate	2 tazas
Aceitunas negras	9
Dientes de ajo	2 pequeños
Orégano, perejil, romero	al gusto
Sal y pimienta	al gusto
Aceite de oliva virgen extra	⅓ cucharada

Elaboración:

- Engrasar la olla con un poco de aceite de oliva virgen extra, sofreír el romero y el ajo.
- Añadir la salsa de tomate y cocer a fuego alto para que la salsa se reduzca. Colocar la caballa en la olla y añadir las aceitunas y el orégano.
- Cocer por ambos lados.
- Cuando estén hechos, añadir sal y pimienta al gusto.
- Presentar en el plato con un poco de perejil por encima.
- Completar con un postre de fruta (2 tazas de fresas o 1 taza de uvas).

FONDUE CHINA (4 BLOQUES)

Ingredientes:

Ternera o pechuga de pollo o de pavo	120 g
Caldo de verduras	para llenar 1 cazo
Hinojo	al gusto
Calabacines	2 tazas
Corazones de alcachofas	1 taza
Zanahorias (crudas)	1 taza
Mayonesa *light*	4 cucharaditas

Elaboración:

- El caldo ha de hervir desde el principio, de lo contrario la carne se endure-cerá.
- Se pueden hacer varios tipos de carne de diferentes sabores, sin mezclar.
- Cada trozo de carne que introducimos con el tenedor necesita una cocción de 3 a 5 minutos. La carne deberá ir acompañada de un surtido de platos de acompañamiento, principalmente verduras (hinojo, calabacines, cora-zones de alcachofa, zanahoria); añadir luego la mayonesa *light*.
- Para postre se pueden elegir frutas frescas (1 manzana, 1 naranja).

MEUNIÈRE A LA PERSA (3 BLOQUES)

Ingredientes:

Filetes de perca	135 g
Sal y pimienta	al gusto
Perejil	un puñadito
Aceite de oliva virgen extra	1 cucharada
Vino blanco	½ vaso
Zumo de limón	2 cucharadas

Elaboración:
- Salpimentar el pescado. Picar el perejil. Precalentar el horno a 70°.
- Freírlos a fuego medio con piel durante un minuto en una sartén con una cucharada de aceite. Darles la vuelta y dorar la piel unos segundos. Sacar el pescado de la sartén y mantenerlo caliente en el horno.
- Añadir el vino blanco, zumo de limón y perejil. Salar. Servir los filetes de perca en la salsa caliente con limón y perejil.
- Para completar el plato se acompañará de verduras cocidas (brócoli, 2 tazas; judías verdes, 2 tazas) o verduras crudas (tomates, 2 tazas; apio, 2 tazas), pan integral (20 g), fruta (fresas, 1 taza, o macedonia natural, ⅓ taza).

DORADA CON VERDURAS (4 BLOQUES)

Ingredientes:

Dorada	180 g
Tomates	2 tazas
Calabacines	2 tazas
Zanahorias	½ taza
Cebolla (cruda)	1 taza
Apio (pieza)	¼ pieza
Limón	al gusto
Laurel	1 hoja
Sal y pimienta	al gusto
Aceite de oliva virgen extra	1 y ⅓ cucharada

Elaboración:
- Limpiar y pelar el pescado.
- Añadir sal y pimienta y ponerlo en papel vegetal para cocinar.
- Cortar las verduras, echarles sal y colocarlas alrededor y encima del pescado.
- Echar el aceite de oliva virgen extra, el zumo de un limón y envolverlo todo junto.
- Hornear durante unos 50 minutos a 180°.
- Añadir fruta (1 pieza de manzana, mandarina o kiwi).

GAMBAS CON COLES DE BRUSELAS (3 BLOQUES)

Ingredientes:

Coles de Bruselas (congeladas)	2 tazas
Tomate (troceado)	1 taza
Cebolla (cruda)	1 taza
Gambas (congeladas)	135 g
Almendras	3
Aceite de oliva extra	2 cucharaditas
Pimienta, sal, hojas de laurel, hojas de tomillo	al gusto

Elaboración:
- Poner las coles de Bruselas en un recipiente para microondas, cortar los tomates y las cebollas a dados, añadir las especias.
- Cocer a máxima potencia durante 8 minutos.
- Después, sacar el tomillo y añadir las gambas y cocer otros 5 minutos.
- Servir en un plato con almendras troceadas y aliñar con aceite de oliva virgen extra.
- Completar la comida con fruta (1 manzana pequeña, 1 naranja pequeña o 1 kiwi).

COLIFLOR CON ALBÓNDIGAS DE ATÚN (4 BLOQUES)

Ingredientes:
Para las albóndigas:

Atún fresco	105 g
Ajo	1 diente
Clara de huevo	1
Pan (migas)	15 g
Aceite de oliva virgen extra	2 cucharaditas
Sal, pimienta, perejil	al gusto
Leche desnatada, caldo de pescado	1 cucharada
Coliflor	2 tazas
Aceite de oliva virgen extra	2 cucharaditas
Pimentón dulce, sal	al gusto

Elaboración:
- Poner las migas de pan en remojo en un poco de leche durante unos minutos.
- Escurrir y dejar a un lado.
- Cortar el ajo, el perejil y el atún a trocitos.
- Mezclar el atún en un recipiente con el ajo, perejil, clara de huevo y migas de pan, mezclarlo todo y hacer bolitas.
- Cocer las bolas de pescado en el caldo durante 10 minutos.
- Preparar una fuente para horno. Darle una pincelada de aceite y hornearlas a 180° durante 15 minutos.
- Servir las albóndigas de atún acompañadas con la coliflor adobada con pimienta y aceite.
- Completar la comida con fruta (fresas, 2 tazas; piña, 1 taza, o macedonia natural, $^2/_3$ taza).

BACALAO MARINADO CON HORTALIZAS (4 BLOQUES)

Ingredientes:

Bacalao	180 g
Uvas pasas	1 cucharada rasa
Albahaca, limón	al gusto
Ajo	1 diente
Vino blanco	1 taza
Zumo de limón	2 tazas
Pimienta en grano, sal, hinojo, albahaca, apio	al gusto
Tomates	2 tazas
Pimientos rojos, verdes y amarillos	2 tazas
Cebollas (troceadas, crudas)	2 tazas
Aceitunas (deshuesadas)	3
Aceite de oliva virgen extra	1 cucharada (15 ml)
Sal, albahaca	al gusto

Elaboración:
- Marinar el bacalao con el diente de ajo, 1 vaso de vino blanco, 1 taza de zumo de limón, sal, pimienta, hinojo, albahaca, apio, en la nevera durante 24 horas.
- Sacarlo de la marinada, escurrirlo bien, cortarlo a dados y colocarlo en un recipiente con la albahaca, las pasas y el resto del zumo de limón.
- Cocer a fuego lento con un poco de aceite, los pimientos y las cebollas.
- Cuando se vaya dorando, añadir los tomates y cocer durante 5 minutos.
- Por último, añadir las aceitunas y la albahaca cuando estén hechas las verduras. Servir el bacalao en un recipiente con las hortalizas a su alrededor.

BACALAO A LA PESCATORA (3 BLOQUES)

Ingredientes:

Bacalao	135 g
Aceite de oliva virgen extra	²/₃ cucharada
Perejil y ajo picados	al gusto
Salsa de tomate natural	2 tazas
Aceitunas negras con hueso	3
Chile y sal	al gusto

Elaboración:
- Quitarle las escamas al pescado y lavarlo.
- Sofreír un poco el perejil y el ajo picados. Añadir la salsa de tomate, cortar las aceitunas negras y el chile en trozos grandes y sofreírlo un poco más.
- Echar el bacalao y ponerle sal.
- Cubrirlo y cocerlo a fuego lento durante 15 minutos, darle la vuelta una vez al pescado para que quede bien hecho.
- Añadir fruta (6 albaricoques o 16 cerezas o 2 kiwis).

SALMÓN CON SETAS PORCINI (4 BLOQUES)

Ingredientes:

Salmón	180 g
Setas (porcini)	al gusto
Cebolla	½ taza
Aceite de oliva virgen extra	1 y ⅓ cucharada
Ajo y perejil troceados	al gusto
Vino blanco	½ vaso

Elaboración:
- Cortar las setas en rodajas y cocinarlas en una olla con el ajo y la cebolla.
- Condimentarlas con sal, pimienta y un poco de vino blanco. Dejar que el vino se evapore y seguir cociendo las setas. Añadirles agua si es necesario.
- Unos 5 minutos antes de que las setas estén hechas, añadir la rodaja de salmón y cubrirla con una tapa.
- Cuando el salmón esté hecho, colocarlo en un plato salpicado con el perejil.
- Añadir verduras (2 tazas de brócoli o 2 tazas de judías verdes).
- Añadir fruta (1 mandarina o 1 kiwi o 1 manzana).

JUDÍAS SECAS CON ATÚN (4 BLOQUES)

Ingredientes:

Atún	120 g
Judías secas (cocidas)	²/₄ taza
Pimienta en grano	al gusto
Cebollas	½ taza
Sal y pimienta	al gusto
Perejil fresco	10 g
Apio (crudo, rodajas)	1 taza
Tomates (sin piel y sin semillas)	1 pieza
Orégano	1 cucharadita
Aceite de oliva virgen extra	1 y ⅓ cucharada

Elaboración:
- Dejar en remojo las judías toda la noche.
- Al día siguiente escurrirlas y ponerlas a hervir con agua nueva durante una hora, echar el apio y la pimienta en grano.
- Después de haberlas escurrido, colocarlas en un recipiente para el horno.

Para la salsa:
- Saltear las cebollas troceadas en el aceite de oliva y añadir los tomates previamente picados y un poco del caldo que haya sobrado de hervir las judías, sal y pimienta.
- Dejar hervir la salsa hasta que espese y echar el perejil al final.
- Cuando esté a punto añadir las judías en el recipiente de horno y condimentar con orégano, sal y pimienta.
- Hornear a 150° durante 50 minutos. Añadir un poco de agua.

TRUCHA AZUL (3 BLOQUES)

Ingredientes:

Truchas (enteras, listas para cocinar)	135 g
Eneldo	al gusto
Hinojo	al gusto
Agua	1,5 l
Vino blanco	½ vaso
Sal marina	al gusto
Vinagre	½ vaso
Cebolla (cruda, rodajas)	1 taza
Pimienta en grano	5
Laurel, hojas	1
Limón, zumo	¼ vaso
Aceite de oliva virgen extra	para rociar
Patatas (cocidas)	⅔ taza

Elaboración:

- Echar la trucha en una olla grande con el agua hirviendo, el vino, la sal, el vinagre, el eneldo, el hinojo, las rodajas de cebolla y el zumo de limón.
- Cocer 10 minutos.
- Colocar la trucha en un plato y rociarla con aceite de oliva virgen extra.
- Servir con las patatas con perejil por encima y ensalada.

TERNERA (3 BLOQUES)

Ingredientes:

Ternera	90 g
Aceite de oliva virgen extra	1 cucharada
Sal y pimienta	al gusto
Agua	cantidad necesaria
Sal marina	al gusto
Cebolla (cruda)	2 tazas
Hojas de laurel	1
Pimienta en grano	3
Chile, semillas	1
Brócoli (crudo)	2 tazas
Guisantes (crudos)	½ taza
Perejil	1
Cebollinos	1 puñado

Elaboración:
- Poner agua en una olla grande, sal, cebolla, laurel, pimienta en grano, semillas de chile, verdura, perejil y guisantes. Cocer durante 15 minutos.
- Lavar y secar la ternera (toda la pieza), sazonarla con sal y pimienta y dorarla en una olla (con aceite) por todas partes.
- Sacarla del fuego y ponerla en el agua, cocerla a fuego lento durante 1,5 horas aproximadamente.
- Sacar la ternera y cortarla en rodajas.
- Servir en platos hondos con sopa y cebollinos enrollados como adorno. ¡La sopa con la verdura es un entrante perfecto!
- Añadir fruta (4 cerezas o ½ taza de fresas).

ESCALOPE VIENESA EMPANADO (4 BLOQUES)

Ingredientes:

Escalope de ternera	90 g
Sal	al gusto
Huevos	1
Aceite de oliva virgen extra	1 $\frac{1}{3}$ cucharada
Leche	1 cucharada
Pan rallado	15 g

Elaboración:
- No cortar el escalope demasiado fino, cortar los bordes, envolverlo en plástico transparente y machacarlo bien, poner sal en ambos lados (suelen ser de unos 6 mm de grosor).
- Preparar los ingredientes para empanar. Batir los huevos con el aceite y la leche con un tenedor, mejor hacerlo en un plato hondo.
- Enharinar el escalope por ambos lados, sumergirlo en la mezcla con huevo y luego pasarlo por el pan rallado por ambos lados (no apretar mucho).
- Calentar el aceite en una sartén profunda y freír el escalope por ambos lados.
- Servir con ensalada.
- Añadir fruta (3 kiwis o 3 mandarinas).

TERNERA MARINADA CON BRÓCOLI (3 BLOQUES)

Ingredientes:

Ternera	90 g
Brócoli	2 tazas
Tomates pelados enteros (crudos)	1 pieza
Cebolla (rodajas, cruda)	1 taza
Pasas sultanas	1 cucharada rasa
Aceite de oliva virgen extra	1 cucharada
Vino blanco	¼ de vaso
Vinagre balsámico	¼ de vaso
Caldo vegetal	al gusto
Romero y sal	al gusto

Elaboración:

- Cortar la carne de ternera en dados pequeños, sumergirlos en un recipiente con el vino, vinagre y el romero y marinar en la nevera durante 24 horas.
- Sacar la carne de la marinada.
- Echar un poco de aceite en una olla y freír la ternera hasta que esté dorada. Agregar el caldo de verduras y la sal y dejarlo cocer tapado y a fuego lento durante 40 minutos.
- Cuando la ternera esté blanda, sacarla de la olla. Seguir cociendo el caldo para que se evapore un poco. Colarlo y echarlo sobre la ternera.
- Echar el aceite restante en una sartén y freír la cebolla bien troceada hasta que se dore un poco.
- Añadir las pasas sultanas que previamente se habrán puesto en remojo y los tomates cortados a dados.
- Cocer unos 30 minutos. Añadir el brócoli cocido y subir el fuego para dorarlo, sazonar con sal y cocer a fuego lento. Si es necesario, añadir un poco más de caldo.
- Servir la ternera y las verduras en el mismo plato.

TORTILLAS

Las siguientes recetas son raciones para dos. Cada tortilla se cortará por la mitad.

TORTILLA DE VERDURAS (6 BLOQUES)

Ingredientes:

Huevos	2
Claras de huevo	4
Calabacines (crudos)	2 tazas
Judias verdes (trozos)	2 tazas
Cebolla (cruda)	2 tazas
Aceite de oliva virgen extra	2 cucharadas
Queso parmesano	40 g

Elaboración:
- Freír la cebolla troceada y mezclar con los calabacines y las judías verdes. Echar sal al gusto.
- Sacarlo del fuego y dejar enfriar.
- Batir los huevos, añadir queso parmesano y las verduras.
- Mezclar bien todos los ingredientes y echar sal.
- Poner la mezcla en un recipiente para el horno y hornear durante 40 minutos.
- Acompañar de fruta (3 kiwis o 3 naranjas o 24 cerezas).

TORTILLA DE PIMIENTOS, BERENJENAS Y ALCACHOFAS (6 BLOQUES)

Ingredientes:

Huevos	2
Claras de huevo	8
Pimientos (crudos)	2 piezas
Berenjena (cruda)	1 pieza mediana
Alcachofas	4 piezas grandes
Sal y pimienta	al gusto
Aceite de oliva virgen extra	2 cucharadas

Elaboración:
- Cortar las berenjenas a rodajas finas, sazonar con sal y dejarlas en un colador para que vayan desprendiendo el líquido.
- Sacar las semillas del pimiento y cortarlo a tiras largas, asarlas en una parrilla sin aceite.
- Dejarlas en agua con zumo de limón.
- Echar un poco de aceite en una cacerola. Poner las alcachofas previamente salpimentadas y añadir un poco de agua. Cocer unos minutos.
- Añadir los pimientos, las berenjenas, sal y pimienta, para que se acaben de hacer. Añadir un poco más de agua si es necesario. Batir los huevos y las claras de huevo en un recipiente con un poco de sal y pimienta.
- Sacar las verduras de la cacerola y cortar las berenjenas y las alcachofas en trozos muy pequeños.
- Añadir los huevos y mezclarlos bien con las verduras.
- Añadir fruta (1 taza de macedonia natural o 3 kiwis).

Para hacer la tortilla:
- Calentar aceite en una sartén. Cuando esté caliente echar la mezcla. En cuanto ésta empiece a cuajar mover un poco la sartén para evitar que se pegue. Colocar una tapa encima de la sartén para darle la vuelta a la tortilla y cocerla por el otro lado hasta que esté dorada.

TORTILLA DE CALABACÍN (6 BLOQUES)

Ingredientes:

Huevos	2
Claras de huevo	4
Queso parmesano rallado	40 g
Calabacines (rodajas)	4 tazas
Cebolla	2 tazas
Aceite de oliva virgen extra	2 cucharadas

Elaboración:
- Freír la cebolla troceada y añadir los calabacines en rodajas y la sal. Dejar enfriar.
- Batir los huevos, añadir el parmesano y los calabacines.
- Mezclarlo todo bien y añadir más sal.
- Echar la mezcla en un recipiente para el horno y hornear durante 40 minutos.
- Añadir fruta (3 kiwis o 3 mandarinas o 1 taza de macedonia natural).

ESPINACAS CON HUEVO Y QUESO (3 BLOQUES)

Ingredientes:

Claras de huevo	2
Huevo	1
Queso bajo en grasa	30 g
Espinacas	2 tazas
Cebolla grande	1 pieza
Salsa de tomate natural	2 cucharadas
Aceite de oliva virgen extra	1 cucharada
Agua	1 vaso

Elaboración:
- En una cacerola de tamaño mediano saltear la cebolla y añadir las espinacas cocidas, sal y pimienta. Cocer con el propio vapor.
- Añadir la salsa de tomate y dejar hervir durante 15 minutos.
- Poner los huevos en un cuenco y cuando estén hechas las espinacas echarlos en la cacerola y mezclarlo bien.
- Cuando esté todo cocido, echar el queso por encima.
- Añadir fruta (1 taza de fresas o 1 kiwi).

TORTILLA DE GAMBAS (3 BLOQUES)

Ingredientes:

Gambas cocidas y peladas	45 g
Huevo	1
Claras de huevo	2
Cebolla, cortada a medias lunas	½ pieza
Champiñones troceados	300 g
Tomates a dados	1 pieza
Alubias, cocidas y escurridas	¼ taza
Aceite de oliva virgen extra	1 cucharada
Ajo picado	1 diente
Perejil fresco troceado	2 cucharaditas
Pimienta en polvo	una pizca
Sal	al gusto

Elaboración:
- Dorar las cebollas en una sartén con aceite.
- Añadir los champiñones, el ajo y las hierbas.
- Tapar y cocer sin que los champiñones se hagan demasiado; luego añadir el tomate y las alubias.
- Controlar la temperatura del fuego y sazonar con sal y pimienta.
- Añadir la mezcla de gambas y huevos batidos.
- Cocinar y sazonar con pimienta.
- Servir en un plato caliente.
- Añadir fruta (1 kiwi o 1 mandarina).

ENSALADAS

ENSALADA DE ESPÁRRAGOS (3 BLOQUES)

Ingredientes:

Gambas	45 g
Puntas y partes tiernas de espárragos cocidos	1 taza
Huevos duros	2
Mayonesa *light*	3 cucharaditas

Elaboración:
- Hervir las gambas.
- Mezclar los espárragos y las gambas con los huevos cortados a trocitos, aderezar con mayonesa o con una cucharada de aceite de oliva virgen extra, sal, pimienta y limón.
- Añadir 2 tazas de tomate y fruta (1 manzana o 1 taza de fresas).

ENSALADA DE POLLO (4 BLOQUES)

Ingredientes:

Pechuga de pollo	90 g
Mozzarella desnatada	30 g
Champiñones	al gusto
Ensalada verde con 1 taza de zanahorias	al gusto
Aceite de oliva virgen extra	1 ⅓ cucharada
Limón	al gusto
Mostaza	al gusto

Elaboración:
- Hervir las pechugas de pollo y cortarlas a tiritas.
- Añadir rodajas finas de champiñones crudos y ensalada verde cortada.
- Echar la mozzarella desnatada en lonchas finas.

Para el aliño:
- Mezclar aceite con unas gotitas de limón y un poquito de mostaza.
- Sal y pimienta al gusto.
- Añadir vino tinto (1 copa) y fruta (2 tazas de fresas o 2 manzanas).

ENSALADA NIÇOISE (3 BLOQUES)

Ingredientes:

Patatas nuevas	$1/3$ taza
Ensalada verde	al gusto
Tomates maduros	2 piezas
Judías verdes	2 tazas
Aceitunas negras cortadas a rodajitas	3
Huevo duro (claras)	2
Atún	60 g
Anchoas	30 g
Aceite de oliva virgen extra	$2/3$ cucharada
Vinagre o zumo de limón	al gusto

Elaboración:
- Hervir la patata y las judías verdes.
- Cortarlos a trocitos y añadirlos a la ensalada verde y los tomates troceados.
- Aliñar con aceite, vinagre y un poco de zumo de limón, sal y pimienta.
- Añadir las rodajitas de aceitunas, anchoas troceadas, huevos duros a rodajas, atún desmigado.

ENSALADA DE VERDURAS CON POLLO (4 BLOQUES)

Ingredientes:

Pollo cortado a dados y salpimentado	120 g
Corazones de alcachofa pequeños a rodajas cocidos	½ taza
Espárragos, cocidos y troceados	½ taza
Cebolla troceada (cruda)	1 taza
Pimiento rojo picado (crudo)	1 pieza
Apio, troceado	¼ pieza
Tomates, troceados	2 piezas
Garbanzos envasados, escurridos	¼ taza
Lechuga cortada	100 g
Aceite de oliva virgen extra	1 ⅓ cucharada
Alcaparras	1 cucharada
Ajo picado	1 cucharadita
Vinagre balsámico	1 cucharada
Hojas de albahaca cortadas y algunas enteras para decorar	1 cucharada
Perejil troceado	1 cucharada
Chile en polvo	una pizca
Sal y pimienta	al gusto

Elaboración:
- Cocer el pollo en agua hirviendo con un poco de sal.
- Dejar enfriar.
- Batir el aceite de oliva con el ajo, vinagre, albahaca troceada, perejil y chile.
- Mezclar los tomates y añadirlos a la mezcla de hierbas y dejar a un lado.
- Mezclar todas las verduras con el pollo en una fuente para ensalada y añadir los tomates.
- Adornar con las hojas de albahaca.

ENSALADA CAPRESE (3 BLOQUES)

Ingredientes:

Mozzarella desnatada de vaca	90 g
Tomates	2 piezas
Aceite de oliva virgen extra	1 cucharada
Albahaca y orégano	al gusto

Elaboración:
- Colocar en un plato rodajas de tomate y de mozzarella alternadas. Aliñar con aceite, sal y albahaca cortada a tiritas o bien utilizar orégano.
- Añadir 1 copa de vino tinto y fruta (1 manzana o 1 pera).

ENSALADA DE GAMBAS (3 BLOQUES)

Ingredientes:

Gambas peladas	135 g
Zumo de limón	al gusto
Aceite de oliva virgen extra	1 cucharada
Sal y pimienta	al gusto

Elaboración:
- Cocer las gambas en una olla con agua salada.
- Escurrir y colocarlas en un plato.
- Aliñar con aceite de oliva virgen extra, zumo de limón, sal y pimienta.
- Añadir 2 tazas de tomate, vino tinto (1 copa) y fruta ($1/3$ taza de macedonia de fruta natural).

ENSALADA DE RÚCULA (4 BLOQUES)

Ingredientes:

Queso mozzarella desnatada	120 g
Rúcula	al gusto
Tomate	4 piezas
Aceitunas	3
Aceite de oliva virgen extra	1 cucharada

Elaboración:
- Utilizar un recipiente cuadrado para la ensalada y poner la rúcula troceada.
- Poner el tomate en rodajas por encima.
- Echar las aceitunas y por último la mozzarella previamente horneado.
- Aliñar con aceite de oliva y vinagre balsámico.
- Añadir 1 copa de vino tinto y fruta (¾ taza de melón o 1 manzana o 1 pera).

COMPOTA DE FRUTAS CALIENTE CON REQUESÓN (4 BLOQUES)

Ingredientes:

Requesón desnatado	320 g
Manzana, a rodajas en ocho partes	1 pieza
Mandarina, gajos	2 piezas
Pera, a rodajas	1 pieza
Almendras	9
Canela en rama	1
Anís estrellado	½
Nuez moscada	una pizca
Agua	250 ml

Elaboración:
- Hervir el agua con las especias en una olla durante 10 minutos, añadir las rodajas de manzana y pera y cocer a fuego lento durante 5 minutos con la olla tapada.
- Remover de vez en cuando y añadir los gajos de mandarina; cocer un minuto.
- Poner el requesón en un plato, luego servirlo con una cuchara sobre la fruta caliente y decorarlo con almendras troceadas.

ENSALADA DE PULPO (3 BLOQUES)

Ingredientes:

Pulpo	195 g
Patatas	1 taza
Zumo de limón	al gusto
Aceite de oliva virgen extra	1 cucharada
Perejil	al gusto
Ajo	al gusto
Sal	al gusto

Elaboración:
- Si el pulpo es fresco, se recomienda golpearlo antes de ponerlo a hervir.
- Cuando está cocido, dejar enfriar en el agua donde se ha cocido.
- Cortar la patata cocida en dados.
- Colocar las patatas y el pulpo cortado en un plato y aliñar con zumo de limón, aceite de oliva, sal, perejil troceado y ajo (opcional).

REPOSTERÍA

SORBETE DE MANZANA VERDE (5 BLOQUES)

Ingredientes:

Manzanas verdes	3 piezas
Claras de huevo	4
Proteína en polvo Enerzona Whey 90%	3 cacitos
Piñones	40 unidades
Zumo de limón	2
Agua mineral	al gusto
Edulcorante	al gusto

Elaboración:

- Batir las manzanas en una batidora con un poco de agua, proteína en polvo, el edulcorante y el zumo de limón.
- Echar la mezcla en la maquina para hacer helados. Al cabo de unos 10 minutos añadir las claras de huevo: ayudarán a que el sorbete se conserve suave.
- Cuando se ha logrado la firmeza deseada, darle forma de bola y presentar sobre un lecho de rodajas de limón.
- Rociar con piñones.

TARTA DE QUESO (8 BLOQUES)

Ingredientes:

Galletas EnerZona 40-30-30	16
Requesón desnatado	160 g
Huevo	1
Claras de huevo	2
Naranjas (zumo)	1 taza
Limón (zumo)	⅓ taza
Aceite de oliva virgen extra	1 ⅓ cucharada
Edulcorante	al gusto

Elaboración:
- Hacer migas con las galletas y colocarlas en una olla con aceite y un poco de agua. Calentar hasta obtener una masa blanda.
- Colocar en un molde de horno engrasado con 2 cucharaditas de aceite y hornear durante 10 minutos a 150°.
- Mezclar el requesón, el edulcorante, los huevos, el zumo de las naranjas y el limón y sus pieles ralladas hasta obtener una crema que se echará sobre las migas de galleta del molde.
- Hornear durante 30 minutos y dejar reposar al menos una hora. Luego poner en la nevera un par de horas.
- Cortar en 8 rodajas y servir.

Se puede tomar una ración de 1 bloque como tentempié.
Si tomamos una ración de 1 bloque hemos de eliminar un bloque de alguna de las comidas (desayuno, almuerzo, cena).

CREMA (4 BLOQUES)

Ingredientes:

Huevos	2
Claras de huevo	4
Vino de Marsala	2 copas
Fructosa	40 g
Almendras laminadas	12
Edulcorante	al gusto

Elaboración:

- Batir los huevos con la fructosa y el edulcorante hasta obtener una mezcla cremosa.
- Llenar media olla de agua y llevarla al punto de ebullición. Colocar el recipiente con la mezcla de huevos en la olla.
- Añadir el vino de Marsala y remover lentamente. Cocer hasta obtener una crema espesa.
- Repartir la crema en 4 vasos pequeños. Servir caliente rociándola con almendras laminadas.

Se puede tomar una ración de 1 bloque como tentempié.
Si tomamos una ración de 1 bloque hemos de eliminar un bloque de alguna de las comidas (desayuno, almuerzo, cena).

YOGUR SEMIFREDDO (3 BLOQUES)

Ingredientes:

Yogur natural desnatado	400 g
Claras de huevo	2
Arándanos azules	¾ taza
Piñones	9 unidades
Edulcorante	al gusto

Elaboración:
- Mezclar el yogur y el edulcorante con las claras de huevo batidas.
- Dejar en el congelador durante al menos 4 horas.
- Batir los arándanos azules y colarlos.
- Servir el semifreddo con el zumo de arándanos y los piñones.

Se puede tomar una ración de 1 bloque como tentempié.
Si tomamos una ración de 1 bloque hemos de eliminar un bloque de alguna de las comidas (desayuno, almuerzo, cena).

CREPES DE REQUESÓN CON FRESAS (4 BLOQUES)

Ingredientes:

Huevos	1
Claras de huevo	2
Requesón desnatado	160 g
Fresas	4 tazas
Aceite de oliva virgen extra	1 y ⅓ cucharada
Piel de limón	al gusto

Elaboración:
- Batir los huevos y hacer 4 crepes pequeños en una sartén antiadherente engrasada con aceite de oliva.
- Batir la mitad de las fresas y colarlas, añadir el resto de las fresas cortadas en cuatro trozos cada una.
- Aplastar el requesón y la piel de limón con un tenedor.
- Untar el crepe con el queso y enrollarlo. Servir con un bol de salsa de fresas.

Se puede tomar una ración de 1 bloque como tentempié.
Si tomamos una ración de 1 bloque hemos de eliminar un bloque de alguna de las comidas (desayuno, almuerzo, cena).

MOUSSE DE PERA Y CHOCOLATE (5 BLOQUES)

Ingredientes:

Proteína en polvo Enerzona Whey 90%	5 cacitos
Peras	5
Fructosa	20 g
Nueces troceadas	6
Cacao sin azúcar	1 ½ cucharadita
Canela	½ cucharadita
Cubitos de hielo	3

Elaboración:
- Poner todos los ingredientes en la batidora menos la fructosa y el hielo.
- Batir bien y luego añadir los cubitos de hielo y la fructosa.
- Guardar en la nevera y servir transcurridas unas horas.

RECETAS VEGETARIANAS

SEITÁN A LA PLANCHA CON YOGUR Y ENSALADA DE PEPINO SAZONADO CON MOSTAZA (4 BLOQUES)

Ingredientes:

Seitán	120 g
Pepino	4 tazas
Yogur de soja	125 g
Cebollas rojas (crudas)	2 tazas
Copos de avena (secos)	15 g
Piel de medio limón	
Semillas de mostaza	1 cucharadita
Aceite de oliva virgen extra	1 cucharada
Sal y pimienta	al gusto

Elaboración:
- Cortar los pepinos en rodajas y colocarlos en un recipiente; echarles sal.
- A los 10 minutos lavar los pepinos bajo el grifo (es para eliminar su sabor amargo y hacer que sean más digestivos), secarlos bien.
- Pelar las cebollas y cortarlas a tiras, estilo juliana.
- Ponerlas en un bol con sal y dejarlas al menos una hora. Aclararlas debajo del grifo, escurrirlas y secarlas.

Para el aliño:
- Poner el yogur en un bol, añadir la mostaza, el aceite, la piel de limón, la sal y la pimienta. Mezclarlo todo bien.
- Echar los pepinos y las cebollas y aliñar con la salsa de yogur y mostaza.
- Calentar una plancha o sartén de hierro y hacer el seitán a la plancha.
- Servir el seitán con la ensalada de yogur y pepino.

TEMPEH CON ENSALADA DE MANZANA (3 BLOQUES)

Ingredientes:

Tempeh	135 g
Brócoli	2 tazas
Zanahorias	½ taza
Coliflor	1 taza
Manzanas	1 pieza
Aceite de oliva virgen extra	1 cucharada
Salsa de soja	al gusto

Elaboración:

- Freír el tempeh con un poco de aceite en una sartén antiadherente.
- Remover durante unos minutos, mantener el fuego alto y añadir un poco de agua. Poner una tapa y cocer 30 minutos a fuego medio.
- Añadir salsa de soja y cocer cinco minutos más, sacar la tapa y dejar que se evapore el exceso de líquido.
- Cocer las zanahorias en agua hirviendo después de haberlas cortado a tiras. Sacarlas y hervir el brócoli en la misma agua. Sacar el brócoli cuando esté listo y usar la misma agua para hervir la coliflor.
- Escurrir la coliflor y añadir las verduras cocidas al tempeh.
- Pelar la manzana, cortarla a dados y añadirla a la ensalada.
- Mezclarlo todo bien y servir.

TOFU CON COL RIZADA (4 BLOQUES)

Ingredientes:

Tofu	240 g
Col rizada (cruda)	4 tazas
Cebolleta o cebolla (cruda)	2 tazas
Chile, pimientos	al gusto
Salsa de soja	al gusto
Salsa Worcester	al gusto
Aceite de oliva virgen extra	1 1/3 cuharada
Tomillo	al gusto
Sal y pimienta	al gusto

Elaboración:
* Trocear las cebolletas muy finas.
* Lavar la col rizada, sacar las hojas exteriores y los nervios centrales de cada hoja.
* Romper las hojas con las manos.
* Cortar el tofu a dados.
* Calentar el aceite en una olla, freír las cebolletas y echar la col.
* Cocer un par de minutos, añadir la salsa Worcester, salsa de soja y sal.
* Tapar y seguir cociendo durante un par de minutos más. Sacar la tapa, añadir chile, tomillo, pimienta y un poco más de sal.
* Rociar con un vaso de agua y cocer a fuego lento durante media hora. Añadir el tofu cuando esté casi hecho. Añadir más agua durante la cocción si es necesario.
* Servir en un plato sopero.
* Añadir 1 vaso de vino tinto (1 copa) o 1 pieza de manzana o ½ taza de uvas.

TOFU RELLENO DE MELOCOTONES (1 BLOQUE, TENTEMPIÉ)

Ingredientes:

Melocotones	1 pieza
Tofu fresco	32 g
Almendras	3
Cardamomo en vaina	4
Lecitina de soja	1 cucharada
Canela	½ ramita
Piel de naranja	½
Hojas de menta	3

Elaboración:

- Lavar los melocotones, pelarlos y poner la piel en una olla con medio litro de agua.
- Añadir el cardamomo, la canela y la piel de naranja.
- Llevar al punto de ebullición y dejar que se evapore la mitad del líquido.
- Cortar los melocotones por la mitad, sacarles el hueso, colocarlos en una bandeja para horno y añadir el agua con las especias.
- Hornear a 140° durante 30 minutos.
- En otro recipiente, mezclar el tofu, las almendras laminadas, las hojas de menta y la lecitina de soja con una cuchara de madera.
- Sacar los melocotones del horno y rellenarlos con la mezcla de tofu en el espacio donde estaba el hueso.
- Colocar de nuevo en la bandeja de horno y hornear otros 30 minutos.
- El tiempo de horno dependerá de lo maduros que estén los melocotones. Puesto que esta receta se ha de hacer en el horno, se recomienda hacer más de la cuenta y guardar los melocotones rellenos en la nevera para tener a ·mano los tentempiés.

HUEVOS RELLENOS DE PISTACHO (1 BLOQUE, TENTEMPIÉ)

Ingredientes:

Huevos duros	1
Copos de avena (secos)	15 g
Nuez moscada	una pizca
Salsa de soja	al gusto
Pistacho	3
Sal	al gusto
Pimienta	al gusto

Elaboración:
- Cortar el huevo duro por la mitad.
- Colocar la yema en un bol, añadir los pistachos troceados, salsa de soja, sal, pimienta y nuez moscada.
- Mezclar los ingredientes hasta hacer una masa para rellenar los huevos.
- Adornar con los copos de avena encima del relleno.
- Se recomienda hacer más y guardar los huevos en la nevera, para comerlos de uno en uno.

MELOCOTONES A LA BAVAROIS (2 BLOQUES)

Ingredientes:

Leche de soja	1 taza
Yogur de soja	125 g
Melocotones	1 pieza
Canela	½ ramita
Vainilla	½ hebra
Limón, piel rallada	½
Cola de pescado	6 g
Edulcorante	al gusto

Elaboración:
- Lavar los melocotones y pelarlos. Poner la piel en una olla.
- Agregar la leche de soja y el edulcorante, la canela y la vainilla.
- Llevar al punto de ebullición y colar.
- Separar 1 dl de la leche colada y caliente y utilizarla para deshacer la cola de pescado previamente remojada y escurrida.
- Cortar a trozos los melocotones y batirlos con la leche, la ralladura de piel de limón y las almendras.
- Añadir la cola de pescado y esperar a que se enfríe.
- Cuando esté bien frío agregar el yogur de soja y ponerlo en los recipientes.
- Enfriar en la nevera al menos dos horas antes de consumirlo.

HUEVOS REVUELTOS CON TEMPEH (2 BLOQUES)

Ingredientes:

Huevo	1
Tempeh	45 g
Aceite de oliva virgen extra	⅔ cucharada
Hojas de menta	1
5 especias	½ cucharadita
Sal y pimienta	al gusto

Elaboración:
- Batir los huevos, agregar el tempeh y sazonar con la menta cortada a tiras y las 5 especias, o en su defecto cualquier otra mezcla de especias.
- Calentar una sartén antiadherente y echar la mezcla de huevos y tempeh.
- Remover con una cuchara de madera.

CASSOLETE DE SETAS EN HOJAS DE VID (3 BLOQUES)

Ingredientes:

Setas porcini	900 g
Puerros	1 taza
Nabo	4 tazas
Tempeh	90 g
Tofu fresco	32 g
Hojas de vid	una docena
Perejil	al gusto
Sal	al gusto
Pimienta	al gusto
Aceite de oliva virgen extra	1 cucharada

Elaboración:
- Lavar y limpiar las porcini (¡no con demasiada agua!) y cortarlas en trozos grandes, pelar el nabo y cortarlo de la misma medida que las setas.
- Cortar el tempeh y el tofu fresco en trozos grandes.
- Forrar una bandeja para horno con papel vegetal. Pincelar las hojas de vid con aceite y colocarlas en la olla: que quede espacio entre ellas.
- Poner las porcini troceadas, el tempeh, el nabo, el perejil y los puerros cocidos en las hojas de vid. Poner la misma dosis de cada ingrediente en las hojas.
- Añadir sal y pimienta, y hornearlas a 160° en el horno precalentado durante aproximadamente 25 minutos. La temperatura media da un aspecto bonito a las hojas sin que se quemen. Las setas y el tofu al ser ingredientes «esponjosos», absorberán su sabor. Las hojas de vid se utilizan para dar sabor al preparado, pero no se comen. Usar una cuchara de servir para ponerlo en los platos.

PASTA DE KAMUT CON ALCACHOFAS Y SALMONETE (6 BLOQUES)

Ingredientes:

Pasta de kamut	60 g
Salmonetes (peso del pescado limpio)	270 g
Alcachofas peladas	20 piezas grandes
Cebolletas (crudas)	1 taza
Vino blanco	½ vaso
Tomates maduros	1 pieza
Aceite de oliva virgen extra	2 cucharadas
Ajo	2
Laurel, hojas	2
Chile, pimiento	1
Tomillo, un puñado	1
Pimienta en grano	al gusto
Perejil	1 puñadito
Zumo de limón	1 limón
Sal	al gusto
Pimienta	al gusto

Elaboración:
- Limpiar los salmonetes y sacarles las tripas y la cabeza, hacer filetes y aclararlos bajo el grifo. Poner las espinas y cabeza en un cuenco y dejarlo bajo el grifo con el agua fría corriendo durante al menos 10 minutos. Así desaparecerá cualquier residuo de sangre.
- Lavar el perejil y secarlo, quitar los troncos. Trocear fino.
- Poner las espinas y las cabezas de los salmonetes en una olla, echar agua hasta que queden cubiertos y añadir 5 o 6 granos de pimienta, hojas de laurel, un puñadito de tomillo, vino blanco, tomate cortado a dados, 3 o 4 tallos de perejil, ajo y chile (sólo si te gusta picante). Cocer a fuego medio y cuando empiece a hervir retirar con una espumadera todas las impurezas que queden flotando. Cocer a fuego lento durante 15 minutos y sacar del fuego, dejarlo reposar otros 30 minutos. Colar con un colador de malla fina.
- Pelar las alcachofas, quitarles los tallos y las barbas del corazón, y cortar en 8 partes. Colocarlas en un recipiente con agua y zumo de limón para que no se pongan negras. Pelar a fondo los tallos de alcachofa (utilizar sólo el corazón del tallo, para evitar el sabor amargo) y cortarlos a trocitos.

- Poner a hervir agua con sal en una olla y cocer los tallos de alcachofa durante 6 o 7 minutos, escurrirlos y ponerlos en una batidora con un par de cucharones del caldo.
- Pelar y picar la cebolleta.
- Calentar el aceite en una cazuela o una sartén honda, dorar la cebolleta. Echar las alcachofas, dorar un par de minutos y salpimentar. Añadir un par de cucharones del caldo del salmonete y cocer 6 o 7 minutos; las alcachofas deben estar al dente. Sacar del fuego y añadir la crema de tallos de alcachofa.
- Forrar la fuente de horno con papel vegetal, colocar los filetes de salmonete y salpimentar, poner en el horno a 180° durante unos 5 minutos. Si el horno tiene grill, encenderlo y dejar los salmonetes en el horno precalentado sólo 3 minutos.
- En una olla grande, poner agua con sal a hervir. Hervir la pasta de kamut (el tiempo de cocción de cada pasta varía; seguir las instrucciones del paquete), escurrir y echar en la cazuela de las alcachofas. Mezclar la pasta con la salsa.
- Si es necesario, añadir un poco de caldo. Poner los salmonetes y remover rápidamente para evitar que se rompan, echar el perejil troceado y servir.

SEITÁN REBOZADO DE SÉSAMO CON JUDÍAS BLANCAS CRUJIENTES Y SALSIFÍ (3 BLOQUES)

Ingredientes:

Seitán (mejor el que venden envasado en potes de cristal)	120 g
Judías blancas (crudas)	380 g
Salsifí limpio (crudo)	250 g
Limón	al gusto
Tomillo	1 puñado
Hinojo, semillas	al gusto
Aceite de oliva virgen extra	1 cucharada
Sésamo	1 cucharada
Pan rallado integral	1 cucharada
Sal	al gusto
Pimienta	al gusto

Elaboración:

- Las judías blancas, o *mange-tout*, son muy parecidas a las judías verdes y se pueden encontrar de color verde y de color blanco. El salsifí negro es un tubérculo que se puede encontrar fácilmente y que es de la temporada de invierno.
- Cortar el seitán en trozos grandes.
- Pelar el salsifí, cortarlo en cuartos a lo largo, sacar el corazón astilloso y hacer tiras de 5 cm de largo. Luego lo colocaremos en un bol con agua helada y zumo de limón. Así no se oxidará.
- Poner agua con sal a hervir en una olla y cocer el salsifí. Bastará con un par de minutos.
- Quitarles las puntas a las judías blancas, lavarlas y hervirlas en agua con sal durante 5 minutos. Sacar del fuego y escurrirlas.
- Mezclar el sésamo con el pan rallado y rebozar el seitán.
- Colocar el seitán en una fuente de horno recubierta de papel vegetal y hornearlo durante 7 minutos a 180º.
- Aliñar las judías blancas y el salsifí con aceite y tomillo. Añadir sal y pimienta.
- Colocar las verduras en una fuente y poner el seitán empanado encima.

TOFU CON SEMILLAS DE AMAPOLA Y ESPÁRRAGOS CRUJIENTES EN SOPA CREMOSA (3 BLOQUES)

Ingredientes:

Tofu fresco	96 g
Espárragos (crudos)	300 g
Aceite de oliva virgen extra	1 cucharada
Salsa de soja	al gusto
Semillas de amapola	al gusto
Menta, hojas	al gusto
Sal	al gusto
Pimienta	al gusto

Elaboración:

- Lavar los espárragos, cortar la parte del tallo que es dura y pelar con un pelador de verduras (guardar las pieles); cortar los tallos y separarlos de las puntas. Lavar bien los espárragos y las pieles.
- Llenar de agua una olla y poner los espárragos y las pieles para hacer un caldo de espárragos. Cuando esté listo, colar y sacar todas las pieles.
- Cortar los tallos de los espárragos en dados, poner a hervir de nuevo el caldo y cocer los tallos cortados a dados durante unos 5 minutos. Colar y guardar el caldo. Poner los tallos en una batidora y añadir gradualmente el caldo hasta conseguir una crema. Salpimentar al gusto.
- Poner el resto del caldo al fuego, añadirle un poco de sal y cocer las puntas de los espárragos durante 3 minutos (han de quedar crujientes).
- Cortar el tofu en rodajas gruesas, espolvorear las semillas de amapola sobre el mismo y aliñar con salsa de soja. Colocar las rodajas de tofu en una fuente de horno recubierta de papel vegetal y hornear a 200º durante unos 8 minutos.
- Poner la crema de espárragos en un bol, añadir el tofu, las puntas de los espárragos y el aceite. Adornar con unas hojitas de menta.

RECETAS DEL COCINERO JOAQUÍN FELIPE
PARA LA DIETA DE LA ZONA

HAMBURGUESA DE WAGYU (3 BLOQUES)

Ingredientes:
90 g de carne de tapa de wagyu picada
1 taza cebolla cocida
1 loncha queso chedar
Hojas de lechuga lollo rosso
2 tazas tomate raf
Una rebanada de pan
1 cucharada de aceite de oliva virgen extra
Otros: Sal, pimienta y mostaza en grano

Elaboración:
* Formar la burger, cocer 5 minutos la cebolla en el microondas.
* Montar sobre el pan tostado las hojas de lechuga y el tomate, acomodar la carne poco hecha, la cebolla y fundir encima el queso.
* Acompañar con mostaza en grano.

LOMO DE ATÚN ROJO (3 BLOQUES)

Ingredientes:
90 g lomo de atún limpio
3 pimientos de guernika
1 piparras (o guindillas) en vinagre
1 taza de puntas de espárragos verdes
10 g harina de tempura
Aceite de oliva virgen extra
Otros: salsa garum (de pescado)

Elaboración:
- Cortar el atún en tacos para marcar en plancha y dejarlo crudo y atemperado por dentro.
- Freír los pimientos, los espárragos escaldados y las piparras en tempura que se hace con la harina especial tempura y agua fria. Escurrir bien el aceite sobre una servilleta.
- Montar el platò: los lomos marcados y calientes. Por encima del atún la tempura de pimientos, los espárragos, las piparras y un poco de salsa garum.

MERLUZA EN CALDEIRADA (3 BLOQUES)

Ingredientes:
135 g de merluza (lomos)
1 taza de patatas cocidas
½ diente de ajo
1 cucharada de aceite de oliva virgen extra
Otros: 5 g pimentón dulce, ½ cuchara vinagre de jerez, laurel, sal, caldo de pescado

Elaboración:
- Cocer las patatas peladas en el caldo de pescado, unas hojitas de laurel, pimentón, vinagre.
- Cuando las patatas estén cocidas, pasar el túrmix hasta dejar un puré fino.
- Dorar el ajo picado en una sartén antiadherente con el aceite templado. Incorporar el puré, sazonar y cocinar la merluza en esta crema.

ENSALADA DE BERBERECHOS NATURALES CON SALMOREJO DE TOMATES AMARILLOS Y MÓDENA (3 BLOQUES)

Ingredientes:
135 g berberechos (peso sin concha)
2 tazas tomates amarillos
Brotes de lechuga
10 g algas tosakas
1 cucharada de aceite de oliva virgen extra
10 g vinagre de módena reducido
Sal maldon

Elaboración:
- Cocer berberechos y reservar en su agua de cocción.
- Montar en la termo-mix los tomates amarillos con el aceite de oliva, sazonar y pasar por un colador.
- Mezclar una vez limpias las algas y las lechugas.
- Reducir a caramelo, el vinagre de módena.
- En un plato grande, con la ayuda de un aro, colocar de base las lechugas y algas, acomodar los berberechos, alrededor el salmorejo y cruzar con el módena reducido, unas escamas de sal y servir.

ENSALADILLA DEL EUROPA DECO Y MAYONESA DE ESPÁRRAGOS BLANCOS (3 BLOQUES)

Ingredientes:
Para la ensaladilla:
⅓ taza de patata gallega cocida
1 taza de algas portomuiños a la japonesa
1 taza de puntas de espárragos verdes

Para la mayonesa
½ taza de espárragos blancos (o tallos)
2 cucharaditas de aceite de oliva virgen extra
1 yema de huevo

90 g de toro de atún rojo (cortado en daditos)
Wasabi

Elaboración:
Para la mayonesa:
• Con los espárragos escurridos y la yema, con un túrmix triturar y emulsionar con el aceite.
• Aligerar si fuera necesario con el agua de espárragos; pasar todo por colador fino.

Para la ensaladilla:
• Cocer las patatas en abundante agua con sal y dejarlas enfriar, pelarlas y cortar a taquitos pequeños, aliñar con la mayonesa y sazonar.
• Con las puntas de espárrago verde picaditas a modo de cuscús lo salteamos ligeramente.

Acabado y presentación:
• En un plato, con la ayuda de un aro, colocamos en el fondo la patata, después las algas según están en conserva, un poco más de patata, los daditos de toro con wasabi y cubrir con el cuscús de espárrago verde. Para finalizar, unos puntitos de mayonesa.

LOMO DE CORDERO CON CUSCÚS, QUINOA, YOGUR Y MENTA (3 BLOQUES)

Ingredientes:
60 g de lomo adobado de cordero limpio
²/₃ taza de cuscús
1 yogur natural desnatado
1 cucharada de aceite de menta
Otros: sal y pimienta

Para el adobo:
½ cuchara de aceite
5 g pimentón
½ ajo
5 g comino y orégano
Sal y pimienta

Elaboración:
- Hacer un adobo equilibrado, pasarle la túrmix y macerar 12 horas los lomos.
- Equilibrar de sabor el yogur con el aceite de menta, sal y pimenta.
- Cocer al punto el cuscús y sazonar.
- Asar al punto los lomos de cordero.
- Montar el plato con el yogur, el cuscús, y encima el cordero cortado a tacos; aliñar con el aceite de menta y la pimienta.

SARDINAS MARINADAS CON PIPERRADA, MELÓN Y CILANTRO (3 BLOQUES)

Ingredientes:
90 g de sardinas (lomos limpios)
¾ taza de melón a dados
1 cucharada de aceite de oliva virgen extra
2 hojas de cilantro fresco
1 taza de pimientos del piquillo rojos y verdes
Mix de brotes
Otros: sal, pimienta, 1 cuharada de vinagre de módena

Para la marinada:
20 g de zumo de lima
10 g de zumo de naranja
100 g de vinagre de sidra
1 gota de tabasco
Otros: sal, pimienta y aceite de oliva virgen extra

Elaboración:
• Limpiar las sardinas y sacar los lomos. Marinar de 30 minutos a 1 hora, según gusto, escurrir y conservar en aceite de oliva virgen extra.
• Cortar el melón y picar el cilantro.
• Cortar en juliana los pimientos rojos, verdes y saltearlos ligeramente.

Presentación:
• Montar el plato, en la base el melón con el cilantro picado, extender la juliana de pimientos, acomodar las sardinas y repartir los brotes. Aliñar con aceite de oliva virgen extra, unas escamas de sal y unas gotas de vinagre de módena.

ALBONDIGUITAS DE MERO CON AZAFRÁN-CURRY-COCO SOBRE LECHO CRUJIENTE (3 BLOQUES)

Ingredientes
Para las albóndigas:
90 g de mero
1 clara batida
½ yema de huevo
30 g de miga de pan fresco
Otros: sal, pimienta, azafrán, curry, leche de coco

Para el lecho:
1 taza de cebolla asada
1 taza de puerro asado
1 taza de calabacín asado
Otros: sal

Elaboración:
Para las albondiguitas:
- Pasar el pescado por la picadora o picarlo a cuchillo muy fino y mezclar los ingredientes, sazonar. Lo último, las claras batidas.
- Formar las albóndigas y escaldarlas en leche de coco.

Para el lecho:
- Cortar en juliana todos los ingredientes y asarlos en el horno hasta que queden crujientes.

SOPA FRÍA APPEL – CELERI CON ESCABECHE DE MÚJOL Y MANGO (3 BLOQUES)

Ingredientes:
110 g de mújol
150 ml vinagre de jerez
¼ pieza de cebolla
½ pieza de zanahoria
4 ramas de apio
35 g de mango
2 g caviar de Riofrío
2 cucharaditas de aceite de oliva virgen extra
Otros: sal, pimienta, ajo, laurel

Para el licuado:
½ pieza de Celerin
½ manzana verde
Hojas de albahaca
1 cucharadita de aceite de oliva virgen extra

Elaboración:
- En una cazuela poner picaditos la cebolla, zanahoria, ajo y laurel. Cuando esté pochado, añadimos el mújol sazonado, le damos una vuelta, ponemos el vinagre, lo retiramos y tapamos. Abatimos, lo pasamos a bolsas de vacío con su jugo repartido y lo cocinamos a 65°, durante 15 minutos.
- Hacer un licuado con el Celerin, apio, manzana y albahaca. Añadir un poco de aceite, sal y pimienta.
- Cortar en dados el mango.
- Sacar unas tiras de apio con el pelador y remojarlo en agua fría.

Presentación:
- Montar el plato con el mújol en dados, encima el mango con el caviar, alrededor las tiras crujientes de apio y un vaso con el licuado.

COCHINILLO DE CASTILLA Y LEÓN CON REVOLCONA (3 BLOQUES)

Ingredientes:
90 g de cochinillo
1 taza de patatas
1 cucharada de aceite de oliva virgen extra
Otros: Sal, pimienta, guindilla seca y pimentón picante

Elaboración:
- Deshuesar el cochinillo, racionarlo, salpimentarlo y aliñar con aceite. Repartirlo en bolsas de vacío y cocinarlo 65° al vapor durante 12 horas.
- Asar las patatas con la guindilla y pasar por el pasapurés. Aliñar con sal, pimienta y el pimentón picante.
- Tostar los trozos de cochinillo en el horno hasta que la piel esté crujiente. Acompañar con la revolcona.

En www.enerzona.net encontrarás a los expertos de la Zona de tu país que podrán ayudarte a seguir la Dieta de la Zona. También encontrarás el listado de puntos de venta donde venden la gama de productos EnerZona más próxima o puedes solicitar información contactando a través de info@enerzona.net o en el 900807411.

Si deseas estar informado hazte fan de la Dieta de la Zona, página oficial España en facebook, o seguidor de @DZonaEnerZona en twitter. Suscríbete al Noticias Zona en www.enerzona.net

Cómo empezar con la Dieta de la Zona

Por el doctor Riccardo Pina

1

Calcula tus necesidades de proteínas

La Dieta de la Zona no se basa en contar calorías, sino en el equilibrio hormonal que implica ingerir la dosis correcta de hidratos de carbono, proteínas y grasas, a distribuir en tres comidas principales y dos tentempiés, manteniendo la proporción de 40-30-30 en cada ingesta.

El punto de partida para determinar ese equilibrio es la cantidad de proteína que necesitamos para mantener nuestra masa muscular, a la vez que perdemos el exceso de grasa corporal. La cantidad de proteína depende de tu cantidad de masa corporal y de tu nivel de actividad. Sólo entonces puedes saber cuánta proteína necesitas cada día. Luego repártela uniformemente a lo largo del día como si fuera una medicación intravenosa. Cuando sepas la dosis de proteína que necesitas en cada comida o tentempié, añade la dosis correcta de hidratos de carbono favorables y de grasa para compensar esa proteína. Esta sencilla fórmula nos aportará el equilibrio hormonal óptimo, especialmente si estamos usando el método de bloques de la Dieta de la Zona.

El primer paso es calcular el porcentaje de grasa corporal. No necesitas ningún equipo sofisticado o tener una formación especial para ello. Basta con una cinta métrica, una báscula y un lápiz. Además de calcular las proteínas que necesitas, medir regularmente tu porcentaje de grasa corporal es la mejor forma de saber si la Dieta de la Zona te está funcionando. Si tu peso es constante y baja tu porcentaje de grasa corporal, significa que estás perdiendo el exceso de grasa corporal y ganando masa muscular. Éste es el Santo Grial de cualquier programa dietético.

Los cálculos para hombres y mujeres son un poco diferentes, por eso cada uno tiene una tabla distinta.

Cuando sepas cuál es tu porcentaje de grasa corporal, simplemente multiplica tu peso por el porcentaje de grasa corporal para saber la cantidad de kilos de grasa que tiene tu cuerpo. Aunque la cifra te asuste, si sigues la Dieta de la Zona irá descendiendo. Recuerda que cualquier programa dietético sensato te recomendará perder sólo entre 0,25 y 0,50 kg de grasa a la semana. Saber cuál es tu porcentaje de grasa corporal inicial te indicará cuánto tiempo tardarás en lograr la cantidad de grasa corporal total apropiada para tu salud. Para la mujer tipo será el 22% de grasa corporal y para el hombre tipo el 15%. Con esos porcentajes las mujeres no tendrán celulitis y los hombres no tendrán flotadores.

Ahora basta con restar la grasa del peso total. Lo que queda es la masa magra corporal. Ésta es la combinación de agua, huesos y músculo. Esta masa magra corporal es la que te indica la cantidad de proteína que necesitas. Pero antes también has de determinar tu grado de actividad, porque cuanto más activo eres más proteínas necesitas para mantener tus músculos.

Tipo de actividad	Factor de actividad
Sedentarismo	1,1
Trabajo sencillo sin ejercicio regular	1,3
Algo de ejercicio	1,5
Obeso (más del 30%-40%)	1,5
3 sesiones de entrenamiento a la semana	1,7
Ejercicio diario moderado	1,9
Entrenamiento diario intenso	2,1
Entrenamiento diario dos veces al día	2,2

Ahora multiplica tu masa magra corporal en kilos por el factor de actividad para averiguar la cantidad diaria de proteínas que necesitas. (La razón por la que las personas obesas necesitan más proteínas es porque básicamente están haciendo entrenamiento con cargas 24 horas al día.) Divide esta cantidad diaria total por siete para saber el número de bloques de proteína de la Dieta de la Zona que necesitas al día. Aparte de tus cálculos, la cantidad mínima de bloques de proteína de la Dieta de la Zona para una mujer tipo debería ser 11 al día. Para un hombre tipo, la cantidad mínima de bloques de proteína debería ser 14 al día.

Ahora basta con repartir uniformemente los bloques de proteínas de la Dieta de la Zona a lo largo del día y su equivalente de bloques de hidratos de carbono y grasas de la Zona en cada comida para conseguir el equilibrio hormonal óptimo.

Calcular el porcentaje de la masa magra corporal en las mujeres

Puedes calcular la masa magra corporal de varias formas. El método que propongo aquí es muy sencillo y apto para todos. Necesitas una báscula y una cinta métrica. Las mediciones las realizarás sin ropa. A fin de reducir la posibilidad de error es mejor medirse tres veces y sacar un promedio.

1. Mide tu circunferencia a la altura del ombligo y de las caderas en la zona más ancha. Mantén el metro paralelo al suelo.
2. Mide tu altura descalza.
3. Compara tus medidas con las que aparecen en la Tabla 1. Ten presente que la medida de las caderas te da el valor de A, el abdomen el valor de B y la altura el valor de C. Ahora puedes obtener los valores correspondientes.
4. Haz esta sencilla operación: A + B – C.
   El resultado es el porcentaje de grasa corporal.
5. Pésate.
6. Calcula el peso de tu grasa corporal en kilos de esta manera:

$$\frac{\text{Tu peso (kg)} \times \text{\% grasa corporal}}{100} = \text{peso de grasa corporal (kg)}$$

7. Resta ahora el peso de la grasa corporal de tu peso. Así obtendrás el peso de tu masa magra corporal.

Peso – grasa corporal en kilos = peso masa magra corporal en kilos

Un ejemplo para aclarar este cálculo:

Una mujer pesa 64,4 kg y mide 160 cm.
Circunferencia del ombligo es de 83,8 cm.
Circunferencia de la cadera es de 99 cm.

A la medida de 99 cm le corresponde el valor de A.
A la medida de 83,8 cm le corresponde el valor de B.
A la medida de 160 cm le corresponde el valor de C.

A = 46,05 + B = 23,46 – C = 38,40 = 31,11% de grasa corporal

$$\frac{64,4 \times 31,11}{100} = 20,03 \text{ kg de grasa corporal}$$

64,4 kg – 20,03 kg = 44,37 kg de masa magra corporal

Tabla 1. Constantes para la conversión para el % de grasa corporal en Mujeres

Caderas		Abdomen		Altura	
Centímetros	Constante A	Centímetros	Constante B	Centímetros	Constante C
75	32,75	50	14	140	33,59
76	33,39	51	14,27	141	33,83
77	33,83	52	14,55	142	34,07
78	34,44	53	14,83	143	34,31
79	34,98	54	15,11	144	34,55
80	35,70	55	15,39	145	34,79
81	36,14	56	15,67	146	35,03
82	36,59	57	15,95	147	35,27
83	37,30	58	16,23	148	35,51
84	37,75	59	16,51	149	35,75
85	38,20	60	16,79	150	35,99
86	38,90	61	17,07	151	36,23
87	39,35	62	17,35	152	36,47
88	40,05	63	17,64	153	36,71
89	40,45	64	17,92	154	36,95
90	41	65	18,19	155	37,19
91	41,75	66	18,48	156	37,43
92	42,10	67	18,75	157	37,67
93	42,65	68	19,03	158	37,91
94	43,20	69	19,31	159	38,15
95	43,75	70	19,59	160	38,39
96	44,30	71	19,87	161	38,63
97	44,85	72	20,15	162	38,87
98	45,40	73	20,43	163	39,11
99	46,02	74	20,71	164	39,35
100	46,65	75	20,99	165	39,59
101	47,19	76	21,27	166	39,83
102	47,66	77	21,55	167	40,07
103	48,21	78	21,83	168	40,31

Caderas		Abdomen		Altura	
Centímetros	Constante A	Centímetros	Constante B	Centímetros	Constante C
104	48,77	79	22,11	169	40,55
105	49,24	80	22,39	170	40,79
106	49,86	81	22,67	171	41,03
107	50,39	82	22,95	172	41,27
108	50,90	83	23,23	173	41,51
109	51,51	84	23,51	174	41,75
110	52,00	85	23,79	175	41,99
111	52,67	86	24,07	176	42,23
112	53,14	87	24,35	177	42,47
113	53,71	88	24,63	178	42,72
114	54,26	89	24,91	179	42,96
115	54,81	90	25,19	180	43,20
116	55,38	91	25,48	181	43,44
117	55,91	92	25,75	182	43,68
118	56,46	93	26,03	183	43,92
119	57,00	94	26,31	184	44,26
120	57,56	95	26,59	185	44,40
121	58,14	96	26,87	186	44,64
122	58,66	97	27,15	187	44,88
123	59,18	98	27,43	188	45,12
124	59,72	99	27,71	189	45,36
125	50,36	100	27,99	190	45,60
126	60,87	101	28,27	191	45,84
127	61,42	102	28,55	192	46,08
128	61,96	103	28,83	193	46,32
129	62,50	104	29,11	194	46,56
130	63,06	105	29,39	195	46,80
131	63,61	106	29,67	196	47,04
132	64,16	107	29,95	197	47,18

Caderas		Abdomen		Altura	
Centímetros	Constante A	Centímetros	Constante B	Centímetros	Constante C
133	64,70	108	30,23	198	47,42
134	65,26	109	30,51	199	47,66
135	65,81	110	30,79	200	47,90
136	66,36	111	31,07		
137	66,91	112	31,35		
138	67,46	113	31,64		
139	68,01	114	31,92		
140	68,55	115	32,20		
141	69,11	115	32,48		
142	69,66	117	32,75		
143	70,17	118	33,03		
144	70,76	119	33,31		
145	71,31	120	33,59		
146	71,86	121	33,87		
147	72,41	122	34,15		
148	72,96	123	34,43		
149	73,51	124	34,71		
150	74,06	125	34,99		

Cálculo del porcentaje de la masa magra corporal en los hombres

1. Mide tu circunferencia de la cintura a la altura del ombligo. Mantén el metro paralelo al suelo.
2. Mide la circunferencia de tu muñeca de la mano que uses más menudo, en la articulación con el antebrazo.
3. Resta la medida de la muñeca de la medida de la cintura y busca en la Tabla 2 el valor correspondiente en la fila que pone «cintura – muñeca» (cm).
4. Pésate.
5. Busca tu peso en la primera columna de la Tabla 2 y el punto de intersección entre la fila del peso y la columna que corresponde a la medida de la cintura – muñeca (cm). Aquí encontrarás el porcentaje de tu grasa corporal.
6. Calcula el peso de tu grasa corporal en kilos de esta manera:

$$\frac{\text{Tu peso (kg)} \times \% \text{ grasa corporal}}{100} = \text{peso de grasa corporal (kg)}$$

7. Resta ahora el peso de la grasa corporal de tu peso. Así obtendrás el peso de tu masa corporal.

Peso – grasa corporal en kilos = peso masa corporal en kilos

Un ejemplo para aclarar este cálculo.

Un hombre pesa 79,4 kg.
Circunferencia de la cintura 98 cm.
Circunferencia de la muñeca 18 cm.
Cintura – muñeca en cm = 80 cm.

Tabla 2. En la intersección entre 79,4 kg y 80 cm es 27 que es el porcentaje de grasa corporal.

$$\frac{79,4 \text{ kg} \times 27}{100} = 21,43 \text{ grasa corporal en kg}$$

79,4 kg – 21,43 = 57,97 masa magra corporal en kg

Tabla 2. Cálculo del Porcentaje de la Grasa Corporal del Hombre

Peso (kg)	Cintura – muñeca (cm):								
	56	57	58	59	60	61	62	63	64
55	4	6	8	10	11	12	14	16	17
57	4	6	7	9	10	11	13	15	16
59	3	5	7	9	10	11	12	14	15
61	3	5	7	8	9	10	12	13	14
63	3	5	5	8	9	10	11	13	14
65		4	6	7	8	9	11	12	13
67		4	6	7	8	9	10	11	12
69		4	5	7	8	9	10	11	12
71		4	5	6	7	8	10	11	12
73		4	5	6	7	8	9	10	11
75		3	5	6	7	8	9	10	11
77		3	4	6	7	7	9	10	11
79			4	6	6	7	8	9	10
81			4	5	6	7	8	9	10
83			4	5	6	6	8	9	10
85			4	5	6	6	7	8	9
87			4	5	5	6	7	8	9
89			3	4	5	6	7	8	9
91			3	4	5	6	7	8	8
93	4	5	5	6	7	8			
95	4	5	5	6	7	8			
97	4	4	5	6	7	8			
99	4	4	5	6	7	8			
101	3	4	4	6	7	8			
103	3	4	4	6	7	8			
105	3	4	4	5	5	7			
107	3	3	4	5	5	7			
109		3	4	5	6	6			
111		3	4	5	6	6			
113			4	5	6	6			
115			3	4	5	6			
117			3	4	5	6			
119			3	4	5	6			
121			3	4	5	6			
123				4	5	5			
125				4	5	5			
127				4	4	5			
129				4	4	5			
131				3	4	4			
133				3	4	4			
135				3	4	4			

Peso (kg)	Cintura – muñeca (cm):								
	65	66	57	68	69	70	71	72	73
55	18	20	21	22	23	25	27	29	30
57	17	19	20	21	22	24	26	28	30
59	16	18	20	21	22	23	25	27	28
61	15	17	19	20	21	22	24	26	27
63	15	16	18	19	20	21	23	24	26
65	14	15	17	18	19	20	22	23	24
67	14	15	16	17	18	19	21	23	24
69	13	15	16	17	18	19	20	22	23
71	13	14	16	17	18	19	20	21	22
73	12	14	15	17	18	18	19	20	21
75	12	13	14	16	17	17	19	20	21
77	12	13	14	15	16	17	18	19	20
79	11	12	13	14	15	16	17	19	19
81	11	12	13	14	15	16	17	18	19
83	11	11	12	13	14	15	15	18	19
85	10	11	12	13	14	15	15	17	18
87	10	11	12	13	14	15	16	17	18
89	10	11	12	13	14	14	15	16	17
91	9	10	11	12	13	14	15	16	17
93	9	10	11	12	13	13	14	15	16
95	9	9	10	11	12	13	14	15	16
97	9	9	10	11	12	12	13	14	15
99	9	9	10	11	11	12	13	14	14
101	9	9	10	11	11	12	13	14	14
103	9	9	10	11	11	12	13	14	14
105	7	8	9	10	10	11	12	13	13
107	7	8	9	10	10	11	12	13	13
109	7	8	9	10	10	11	12	13	13
111	7	8	9	9	9	10	11	12	12
113	5	7	8	9	9	10	11	12	12
115	6	7	8	9	9	10	11	12	12
117	6	7	8	9	9	10	10	11	12
119	6	7	8	8	9	10	10	11	12
121	6	7	8	8	8	9	10	11	12
123	6	7	7	8	8	9	10	11	11
125	5	6	7	8	8	9	10	10	11
127	5	6	7	8	8	9	9	10	10
129	5	6	7	8	8	8	9	10	10
131	5	6	7	7	8	8	9	10	10
133	5	5	5	7	7	8	9	10	10
135	5	5	5	6	7	8	9	9	10

Cintura – muñeca (cm):

Peso (kg)	74	75	76	77	78	79	80	81	82
55	31	33	35	37	38	39	41	43	45
57	31	32	33	35	36	37	39	41	43
59	29	30	32	34	35	36	37	39	41
61	28	29	31	32	33	34	36	38	39
63	27	28	29	31	32	33	34	36	38
65	25	27	28	29	30	31	33	35	36
67	24	26	27	28	29	30	32	33	35
69	23	25	26	27	28	29	31	32	34
71	23	25	26	27	28	29	31	32	34
73	22	24	25	26	27	28	30	31	33
75	22	23	24	26	27	28	29	30	31
77	21	22	24	25	26	27	28	29	30
79	20	21	23	24	25	26	27	28	29
81	20	21	22	23	24	25	26	27	28
83	19	20	21	22	23	24	25	26	27
85	18	19	21	22	23	24	25	26	27
87	18	19	20	21	22	23	24	25	26
89	18	19	20	21	22	23	24	25	26
91	18	18	19	20	21	22	23	24	25
93	17	18	19	20	21	21	22	23	24
95	16	17	18	19	20	21	22	23	24
97	16	17	18	19	20	20	21	22	23
99	15	16	17	18	19	19	20	21	22
101	15	16	17	18	19	19	20	21	22
103	15	16	17	18	18	19	20	21	21
105	14	15	16	17	18	18	19	20	21
107	14	15	16	17	18	18	19	20	21
109	14	15	16	17	17	17	18	19	20
111	13	14	15	16	17	17	18	19	20
113	13	14	15	16	17	17	18	18	19
115	13	14	14	15	16	16	17	18	19
117	13	13	14	15	16	16	17	18	19
119	13	13	14	14	15	16	17	18	19
121	13	13	14	14	15	16	16	17	18
123	12	13	13	13	14	15	16	17	18
125	11	12	13	13	14	15	16	16	17
127	11	12	13	13	14	14	15	16	17
129	11	12	12	13	13	14	15	16	17
131	11	11	12	13	13	14	15	15	16
133	10	11	12	13	13	14	14	15	16
135	10	11	12	12	12	13	14	15	15

Peso (kg)	Cintura – muñeca (cm):								
	83	84	85	86	87	88	89	90	91
55	46	47	49	50	51	52	54		
57	44	45	46	48	49	50	52	54	
59	42	43	44	46	47	48	50	52	53
61	40	41	43	44	45	46	48	50	51
63	39	40	41	43	44	44	46	48	49
65	37	38	39	41	42	43	44	46	47
67	36	37	38	39	40	41	43	45	46
69	35	36	37	38	39	40	42	44	45
71	35	36	37	37	38	39	41	43	44
73	33	34	35	36	37	38	40	41	43
75	32	33	34	35	36	37	38	40	41
77	31	32	33	34	35	36	37	38	39
79	30	31	32	33	34	35	36	37	38
81	29	30	31	32	33	34	35	36	37
83	28	29	30	31	32	33	34	35	36
85	28	29	29	30	31	32	33	34	35
87	27	28	29	30	31	32	33	34	34
89	27	28	28	29	30	31	32	33	33
91	26	27	28	29	30	30	31	32	33
93	25	25	27	28	29	29	30	31	32
95	25	25	26	27	28	28	29	30	31
97	24	25	25	26	27	28	29	30	31
99	23	24	25	26	27	27	28	29	30
101	23	24	24	25	26	26	28	28	29
103	22	23	24	25	26	26	27	28	29
105	22	22	23	24	25	25	26	27	28
107	22	22	23	24	25	25	26	27	28
109	21	22	22	23	24	24	25	26	27
111	21	22	22	23	23	24	25	26	26
113	20	21	21	22	23	23	24	25	26
115	20	21	21	22	22	23	24	24	25
117	19	20	20	21	22	22	23	24	25
119	19	20	20	21	22	22	23	24	24
121	19	19	20	21	22	22	23	23	24
123	19	19	19	20	21	21	22	23	23
125	18	18	19	20	21	21	22	22	23
127	18	18	19	19	20	20	21	22	22
129	17	17	18	19	20	20	21	21	22
131	17	17	18	19	19	19	20	21	21
133	17	17	17	18	19	19	20	21	21
135	16	16	17	18	18	19	19	20	20

Peso (kg)	Cintura – muñeca (cm):								
	92	93	94	95	96	97	98	99	100
55									
57									
59	54	55							
61	52	53	55						
63	50	51	53	54					
65	48	49	51	52	53	54	55		
67	47	48	49	51	52	53	54	55	
69	46	47	48	50	51	52	53	54	55
71	45	46	47	49	50	51	52	53	54
73	44	45	46	47	48	49	50	51	53
75	42	43	44	45	47	48	49	50	51
77	40	41	43	44	45	46	47	48	49
79	39	40	41	43	44	45	46	47	48
81	38	39	40	41	42	43	44	45	47
83	37	38	39	40	41	42	43	44	46
85	36	37	38	39	40	41	42	43	45
87	35	36	37	38	39	40	41	42	44
89	34	35	36	37	38	39	40	41	43
91	34	35	36	37	38	39	40	40	41
93	33	34	35	36	37	38	39	39	40
95	32	33	34	35	36	37	38	38	39
97	31	32	33	34	35	36	37	37	38
99	30	31	32	33	34	35	36	36	37
101	30	31	32	33	34	35	36	36	37
103	29	30	31	32	33	34	35	35	36
105	29	30	31	32	33	34	35	35	35
107	28	29	30	31	32	33	34	34	35
109	27	28	29	30	31	32	33	33	34
111	27	27	28	29	30	31	32	32	33
113	26	27	28	29	30	30	31	31	32
115	25	26	27	28	29	30	31	31	32
117	25	26	27	27	28	29	30	30	31
119	25	26	27	27	28	29	30	30	31
121	24	25	26	27	28	28	29	29	30
123	24	25	25	26	27	28	29	29	30
125	23	24	25	25	26	27	28	28	29
127	23	24	24	25	26	27	27	28	29
129	22	23	24	25	26	26	26	27	28
131	22	23	23	25	26	26	26	27	27
133	21	22	23	24	25	25	26	26	27
135	21	22	22	23	24	24	25	26	26

Peso (kg)	Cintura – muñeca (cm):								
	101	102	103	104	105	106	107	108	109
55									
57									
59									
61									
63									
65									
67									
69									
71	55								
73	54	55							
75	52	53	54	55					
77	51	52	53	54	55				
79	49	50	51	52	53	54	55		
81	48	49	50	51	52	53	54	54	
83	47	48	49	50	51	52	53	53	54
85	46	47	48	48	49	50	51	51	53
87	45	46	47	47	48	49	50	50	52
89	44	45	46	46	47	48	49	49	50
91	42	43	44	45	46	47	48	48	50
93	41	42	43	44	45	46	47	47	48
95	40	41	42	43	44	45	46	46	47
97	39	40	41	42	43	44	45	45	46
99	38	39	40	41	42	43	44	44	45
101	38	39	40	40	41	42	43	43	44
103	37	38	39	40	40	41	42	43	44
105	37	37	38	39	40	40	41	42	43
107	36	36	37	38	39	39	40	41	42
109	35	35	36	37	38	39	40	40	41
111	34	34	35	36	37	38	39	39	40
113	33	34	35	35	36	37	38	38	39
115	33	33	34	34	35	36	37	37	38
117	32	33	33	34	35	35	36	36	37
119	32	32	33	33	34	34	35	36	37
121	31	31	32	33	34	34	35	35	36
123	31	31	32	32	33	34	34	35	36
125	30	30	31	32	32	33	33	34	35
127	29	30	30	31	32	32	33	33	34
129	29	29	30	30	31	31	32	33	34
131	28	28	29	30	31	31	31	32	33
133	27	28	28	29	30	30	31	32	32
135	27	27	28	29	29	30	30	31	32

Cintura – muñeca (cm):

Peso (kg)	110	111	112	113	114	115	116	117	118
55									
57									
59									
61									
63									
65									
67									
69									
71									
73									
75									
77									
79									
81									
83	55								
85	54	55	55						
87	53	54	54	55					
89	52	53	53	54	55	55			
91	51	52	52	53	54	55	55	55	
93	49	51	51	52	53	54	54	55	55
95	48	50	50	51	52	53	53	54	55
97	47	49	49	50	51	52	52	53	54
99	45	48	48	49	50	51	51	52	53
101	45	47	47	48	49	50	50	51	52
103	45	46	46	47	48	49	50	51	51
105	44	45	45	46	47	48	49	50	50
107	43	44	44	45	45	47	48	49	49
109	42	43	43	44	45	46	47	47	47
111	41	42	42	43	44	45	45	46	45
113	40	41	41	42	43	44	44	45	45
115	39	40	40	41	42	43	43	44	44
117	38	39	39	40	41	42	42	43	43
119	38	39	39	40	40	41	41	42	43
121	37	38	38	39	39	40	40	41	42
123	37	37	37	38	39	40	40	41	42
125	36	36	37	38	38	39	39	40	41
127	35	35	36	37	38	38	38	39	40
129	34	34	35	36	37	38	38	39	39
131	34	34	35	35	36	37	37	38	39
133	33	33	34	35	36	36	36	37	38
135	33	33	33	34	35	36	36	36	37

	Cintura – muñeca (cm):								
Peso (kg)	119	120	121	122	123	124	125	126	127
55									
57									
59									
61									
63									
65									
67									
69									
71									
73									
75									
77									
79									
81									
83									
85									
87									
89									
91									
93									
95	55								
97	54	55							
99	53	54	55	55					
101	52	53	54	54	55				
103	52	53	53	53	54	55	55		
105	51	52	52	52	53	54	55	55	56
107	50	51	51	51	52	53	54	54	55
109	48	49	50	50	51	52	53	53	54
111	47	48	49	49	50	51	52	52	53
113	46	47	48	48	49	50	51	51	52
115	45	46	47	47	48	49	50	50	51
117	44	45	46	46	47	48	49	50	50
119	44	44	45	45	46	47	48	49	49
121	44	44	45	45	46	47	48	48	49
123	43	43	44	44	45	46	47	48	48
125	42	42	43	43	44	45	46	47	47
127	41	42	42	43	43	44	45	46	46
129	40	41	42	42	43	43	44	45	45
131	39	40	41	41	42	43	43	44	44
133	39	39	40	40	41	42	43	43	43
135	38	39	39	39	40	41	42	43	43

Cálculo del porcentaje de la masa magra corporal en los hombres y en las mujeres

Cuando conocemos el porcentaje de la grasa corporal el paso siguiente es utilizar esta información para calcular el peso en kilos de grasa corporal. Éste se obtiene multiplicando el peso por el porcentaje de grasa corporal y dividiendo el resultado por 100.

$$\frac{\text{Tu peso (kg)} \times \text{\% grasa corporal}}{100} = \text{peso de grasa corporal (kg)}$$

Cuando conoces el peso total de tu tejido adiposo, éste con el peso total de tu cuerpo te ayudará a desvelar tu masa magra corporal. La masa corporal equivale al peso total de tu cuerpo sin el tejido adiposo.

Peso (kg) – grasa corporal en kilos = peso masa magra corporal en kilos

En www.enerzona.net dispones de una calculadora. Sólo necesitarás tener a mano tus medidas.

2

La Dieta de la Zona más exacta

Lo que hace tan eficaz a la Dieta de la Zona es su flexibilidad. No hay nada prohibido siempre que en cada comida el contenido de tu plato esté equilibrado. Sin embargo, comer más de algunos alimentos (favorables) y menos de otros (desfavorables) hará que te sea mucho más fácil entrar en la Dieta de la Zona y seguirla de por vida.

Antes ya he hablado de algunos ingredientes favorables y desfavorables para las comidas de la Dieta de la Zona. Vamos a repetirlos y a ampliarlos con alimentos comunes en la dieta mediterránea porque ésta es la clave para preparar comidas de la Dieta de la Zona para toda la vida.

Hidratos de carbono favorables

- Albaricoques, naranjas, cerezas, clementinas, fresas, kiwis, frambuesas, limones, mandarinas, manzanas, arándanos azules, peras, melocotones, pomelos, ciruelas, grosella negra, etc.
- Espárragos, acelga, brócoli, alcachofas, cardo, zanahoria, coliflor, repollo, garbanzos, pepino, achicoria, cebolla, berros, judías secas, judías verdes, habas, hinojo, hojas de nabo, champiñones, lechuga, lentejas, altramuces, berenjenas, pimientos rojos, tomate, puerro, radicchio, nabo, rábano, rúcula, apio, espinacas, trufa, col rizada (puntas), calabacines, etc.
- Avena, cebada y centeno.

Proteínas favorables

- Todo el pescado, especialmente el rico en omega-3, anchoas, arenques, pescado blanco, salmón, sardinas en aceite, caballa, atún fresco. Pero también: lubina, calamar, mero, mejillones, gambas, cangrejo,

fletán, lucio, bacalao, bacalao seco, dorada, besugo, cazón, perca, pez espada, pulpo, sepia, salmonete, trucha, almejas, etc.
- Partes magras del pollo, pavo, avestruz, caza, ternera. También: conejo, partes magras del buey, caballo, cerdo, etc.
- Embutidos magros curados como pavo. Pero también jamón sacando la grasa visible.
- Claras de huevo.
- Queso con menos del 20% de grasa como el queso feta, queso rallado, mozzarella, requesón. Y también: fontina, parmesano, provolone, etc.
- Soja y derivados de la soja.

Grasas favorables

- El aceite de oliva virgen extra es el mejor porque es bajo en grasas saturadas y ácidos grasos omega-6. Otros aceites bajos en grasas saturadas son el aceite de oliva refinado y el aceite de cacahuete. La mantequilla y la manteca son bajas en ácidos grasos omega-6, pero ricas en grasas saturadas, lo que significa que en la Dieta de la Zona se pueden consumir en pequeñas dosis.
- Aceitunas, anacardos, cacahuetes, aguacates, almendras, piñones, pistachos, etc.

Los hidratos de carbono favorables son las verduras, pues con ellas obtenemos la mejor micro-nutrición (vitaminas, minerales, fibra y polifenoles) con la mínima dosis de hidratos de carbono. Las legumbres se encuentran entre los hidratos de carbono favorables porque aportan más hidratos de carbono que proteínas.

En cuanto a las frutas, las opciones son igualmente amplias. Sin embargo, se han de consumir con moderación puesto que contienen muchos más hidratos de carbono que las verduras. Por eso has de tener especial cuidado con algunas de ellas (melón, sandía y frutas tropicales), puesto que entran en el torrente sanguíneo con mayor rapidez que los frutos del bosque o las manzanas.

Cuantos más hidratos de carbono, proteínas y grasas favorables comamos, más fácil nos resultará mantenernos en la «Zona» y preparar una gran variedad de comidas de la Dieta de la Zona. Por otra parte, cuanto más desfavorables sean los alimentos que utilicemos para preparar nuestras comidas, mayor la dificultad (por no decir que menor la cantidad que podemos comer) para entrar y permanecer en la Zona.

A continuación tienes los alimentos que hay que consumir con suma moderación en la Dieta de la Zona.

Hidratos de carbono desfavorables

- Frutas: plátanos, castañas, higos, higos chumbos, fruta envasada o confitada, caqui, mango, papaya, etc.
- Verduras con almidón: remolacha, maíz, patatas, guisantes, calabaza, etc.
- Todos los cereales y sus derivados a excepción de la avena, la cebada y el centeno.
- Dulces y edulcorantes. El mejor es la fructosa.
- Refrescos y licores como vino, cerveza, aperitivos, etc.
- Zumos envasados y naturales.

Proteínas desfavorables

- Carne roja con grasa.
- Conejo, muslo.
- Embutidos con grasa o adobados como el salami, salchichas, tocino, etc.
- Vísceras como hígado, tripa, etc.
- Yemas de huevo.
- Quesos grasos como (mozzarella y queso cremoso), mascarpone, etc.

Grasas desfavorables

- La grasa visible de la carne y de los embutidos.
- Margarina hecha con grasas hidrogenadas o parcialmente hidrogenadas.
- Mayonesa.
- Nata.
- Todos los aceites vegetales.

La carne roja con grasa, las yemas de huevo y las vísceras siempre se han de consumir con suma moderación debido a su alto contenido en Grasa Tóxica. El cuerpo necesita sólo una mínima dosis de este ácido graso en particular. Dosis más altas activan constantemente el proceso inflamatorio que acelera el desarrollo de las enfermedades crónicas y el proceso de envejecimiento.

También se deberá limitar el consumo de grasa saturada. Las grasas normalmente se encuentran en las proteínas de origen animal: carnes grasas, leche y productos lácteos enteros, embutidos con un alto contenido en grasa, etc. Aunque menos peligrosas que las grasas ricas en ácidos grasos omega-6, las grasas saturadas también pueden provocar inflamación.

Hemos de eliminar de nuestros hábitos alimenticios las grasas hidrogenadas o parcialmente hidrogenadas, conocidas también como grasas trans que se encuentran en las margarinas y en los alimentos procesados de larga duración. También se utilizan como aceites para cocinar en los restaurantes de comida rápida. Sólo se pueden hacer grasas trans con aceites vegetales ricos en ácidos grasos omega-6. Una razón más para evitar los ácidos grasos omega-6.

Los hidratos de carbono desfavorables son los que generan una gran producción de insulina. El pan, la pasta, el arroz, las patatas, los higos, las frutas pasas, el mango, la papaya, los zumos de frutas, los dulces y otros no es necesario erradicarlos por completo de nuestras mesas, pero se tomarán con moderación y cuidado.

El pan oriental durum es mejor que el pan blanco hecho de trigo blando. En general, son mejores los alimentos que contienen poca cantidad de este tipo de harina. Es necesario usar harina de trigo blando para leudar la masa, pero es la responsable del aumento de la producción de insulina.

El arroz tiene un efecto glucémico superior al de la pasta, pero se pueden elegir variedades menos desfavorables como carnaroli y basmati. Cocinar al dente estos hidratos de carbono, los hace menos desfavorables, mientras que los precocinados o los instantáneos no son recomendables. En cuanto a las patatas siempre se han de consumir con moderación. Es preferible consumir patatas nuevas, pero hervidas, en lugar de hacerlas al horno o en el microondas.

El vino, como todas las bebidas alcohólicas, es considerado un hidrato de carbono con alta carga glucémica porque el cuerpo lo metaboliza de la misma manera. Si bebemos vino o cerveza, hemos de hacerlo acompañándolo de un alimento proteico para compensar el alcohol.

La leche y el yogur merecen un trato especial. Sin duda son excelentes opciones para el enfoque dietético de la Zona que prefiere la leche semidesnatada y los yogures desnatados naturales. En general, una ración de leche o yogur semidesnatado contiene los tres macronutrientes en las proporciones necesarias para permanecer en la Dieta de la Zona. Por consiguiente, si se utilizan como tentempiés, también incluyen todos los hidratos de carbono, proteínas y grasas necesarios y no habrá que añadirles nada. Puesto que son líquidos se absorben con mayor rapidez que los sólidos. Por consiguiente, el control hormonal es menor.

Comidas equilibradas

Ahora que ya tenemos presente esto, podemos aprender a preparar nuestras comidas en la Dieta de la Zona. Tal como he dicho anteriormente, el método de la mano y el ojo es la forma más sencilla de empezar. Pero muchas personas prefieren un sistema más concreto. Con los años he desarrollado un método más preciso para preparar las comidas y tentempiés de la Dieta de la Zona: el método de los bloques de la Dieta de la Zona, que se basa en equilibrar las proteínas, los hidratos de carbono y las grasas, distribuyéndolas en tres comidas principales y dos tentempiés con la proporción de 40-30-30 cada vez que comemos.

Los bloques de alimentos de la Dieta de la Zona

El método de los bloques de alimentos de la Dieta de la Zona es el más exacto para determinar la cantidad de hidratos de carbono que necesitamos en una comida, puesto que tiene en cuenta la cantidad de fibra que contienen los hidratos de carbono, ya que ésta no tiene ningún efecto sobre la insulina.

Simplemente utiliza el método de la mano y el ojo para calcular la cantidad de proteína que necesitas en cada comida y luego añade una pizca de grasa baja en ácidos grasos omega-6 y en grasas saturadas. Ahora, de ti depende cuántos hidratos de carbono tendrás que añadir para completar la comida. Normalmente, la mujer tipo tomará tres bloques de hidratos de carbono en cada comida; mientras que el hombre tipo tomará cuatro bloques.

Cuanto más baja sea la carga glucémica de los hidratos de carbono, como verduras sin almidón, más cantidad puedes tomar en cada comida. Por el contrario, si tomas hidratos de carbono de alta carga glucémica, como cereales, pan y pasta, más vacío estará tu plato. A diferencia de lo que sucede con las proteínas y las grasas, que muchas veces consumimos como alimento único, en la Dieta de la Zona puedes añadir tanta variedad de bloques de hidratos de carbono como gustes hasta alcanzar la cantidad necesaria para equilibrar esa comida. Procura tomar hidratos de carbono de color, puesto que eso indica que son ricos en polifenoles.

A continuación cito los bloques de hidratos de carbono bajos en carga glucémica (buenos) y los altos (malos) de la Dieta de la Zona. Esto ilustra el poder de esta dieta: nunca elimines nada de tu plato, pero utiliza los hidratos de carbono altos en carga glucémica como si fueran condimentos. Esta guía también te será útil cuando sustituyas algo en las comidas de la Zona. ¿No quieres media manzana (90 g)? Sustitúyela por un melocotón (150 g) o ½ naranja (115 g) o uvas (60 g), o (fresas) (170 g), etc. ¿No te gustan las judías verdes? En vez de tomar 380 g de judías verdes toma 640 g de calabacines, o 250 g de tomates. Es bastante fácil conseguir una infinita variedad de comidas utilizando los alimentos que te gustan.

Éste es un sencillo ejemplo de una comida de 3 bloques:

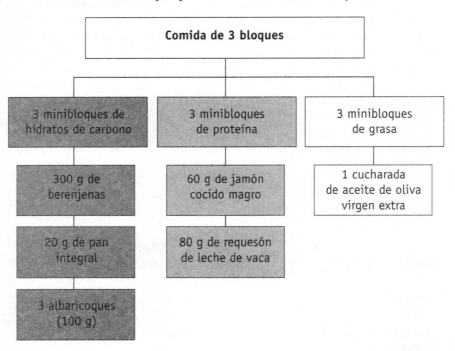

3

Bloques de alimentos para la Zona

Guía de elección de alimentos

Para preparar las comidas en la Zona has de comprender las elecciones apropiadas que has de realizar a fin de obtener el beneficio hormonal óptimo. En la Zona no hay alimentos prohibidos, siempre y cuando mantengas el equilibrio correcto entre proteínas, hidratos de carbono y grasas en cada comida. Sin embargo, algunas son mejores que otras para estabilizar al máximo la insulina.

A continuación están los bloques de proteínas e hidratos de carbono de la Zona bajos en carga glucémica (favorables) y altos (desfavorables). Las cantidades corresponden a 1 minibloque de un macronutriente. Los datos se refieren a la parte comestible del alimento. Los alimentos envasados con especificaciones en la etiqueta deberán ser evaluados de acuerdo con la misma.

HIDRATOS DE CARBONO DE BAJA CARGA GLUCÉMICA

Verduras cocidas	Cantidad para 1 bloque de hidratos de carbono
Acelgas troceadas	2 tazas
Alcachofas	4 grandes
Alcachofas, corazones de	1 taza
Alubias rojas	$^1/_4$ de taza
Berenjenas	2 tazas
Bok choi	3 tazas
Brécoles	2 tazas
Calabacines en rodajas	2 tazas

Calabaza amarilla cortada	2 tazas
Cardo troceado	2 tazas
Cebollas cortadas y cocidas	$^1/_2$ taza
Champiñones hervidos	2 tazas
Col	2 tazas
Col rizada troceada	2 tazas
Coles de Bruselas	2 tazas
Coliflor	2 tazas
Espárragos	1 taza (12 puntas)
Espinacas troceadas	2 tazas
Fríjoles	$^1/_4$ de taza
Garbanzos	$^1/_4$ de taza
Judías verdes	2 tazas
Lentejas	$^1/_4$ de taza
Nabo, puré	1 $^1/_2$ tazas
Nabo, hojas troceadas	4 tazas
Pimiento rojo o verde troceado	1 taza
Puerros	1 taza
Repollo	2 tazas
Zanahorias en rodajas	1 taza

Verduras crudas	Cantidad para 1 bloque de hidratos de carbono
Alfalfa, brotes	libre
Apio en rodajas	2 tazas
Bambú, tallos	4 tazas
Berros	libre
Brécoles, cogollos	4 tazas
Castaña de agua	$^1/_2$ taza
Cebollas en rodajas	2 tazas
Champiñones cortados	4 tazas
Col a tiras	4 tazas
Coliflor, cogollos	4 tazas
Endibias troceadas	libre
Escarola troceada	libre
Espinacas troceadas	libre
Guisantes	$^1/_2$ taza
Hummus	$^1/_4$ de taza

Lechuga iceberg y romana	libre
Pepino (pieza)	1 $^1/_2$ mediano
Pepino en rodajas	4 tazas
Pimientos verdes o rojos (piezas)	2
Pimientos verdes o rojos troceados	2 tazas
Pimientos jalapeños	2 tazas
Rábanos en rodajas	4 tazas
Tomates (pieza)	2
Tomates cherry	2 tazas
Tomates troceados	2 tazas
Zanahoria en tiras o rodajas	1 taza

Frutas	**Cantidad para 1 bloque de hidratos de carbono**
Albaricoques	3
Cerezas	8
Ciruelas	1
Frambuesas	1 taza
Fresas en rodajas finas	1 taza
Kiwi	1
Limón	1
Macedonia de frutas (natural sin almíbar)	$^1/_3$ de taza
Mandarina	1
Manzana pequeña	1
Melocotón	1
Melocotón envasado sin almíbar	$^1/_2$ taza
Moras	$^3/_4$ de taza
Naranja pequeña	1
Nectarina pequeña	1
Pera pequeña	1
Pomelo	$^1/_2$
Uvas	$^1/_2$ taza

Cereales	**Cantidad para 1 bloque de hidratos de carbono**
Copos de avena de cocción lenta	$^1/_3$ de taza (cocida)
Copos de avena de cocción lenta	15 g (secos)

Lácteos	Cantidad para 1 bloque de hidratos de carbono y de proteínas
Leche (desnatada)	1 taza
Leche (semidesnatada)*	1 taza
Leche de soja	1 taza
Yogur desnatado (unidad)	1 taza

Otros

Ensalada de espinacas	(3 tazas de espinacas crudas, $^1/_2$ tomate)
Ensalada mixta	(3 tazas de lechuga, $^1/_2$ pimiento, 1 tomate)

*Contiene un bloque de proteínas, de hidratos de carbono y de grasa.

HIDRATOS DE CARBONO DE ALTA CARGA GLUCÉMICA

Verduras cocinadas	Cantidad para 1 bloque de hidratos de carbono
Batata cocida	$1/_3$ de taza
Batata, en puré	$1/_4$ de taza
Calabaza	$1/_2$ taza
Guisantes	$1/_2$ taza
Habas	$1/_4$ taza
Judías blancas, pintas	$1/_4$ de taza
Maíz	$1/_4$ de taza
Patata, asada	$1/_4$
Patata, hervida	$1/_3$ de taza
Puré de patatas	$1/_4$ de taza
Patatas fritas	5 unidades
Remolacha en rodajas	$1/_2$ taza

Frutas	Cantidad para 1 bloque de hidratos de carbono
Arándanos	$3/_4$ de taza
Arándanos (salsa)	3 cucharaditas
Ciruelas secas	2
Guayaba	1
Higos	1
Mango en rodajas	$1/_3$ de taza
Melón en dados	$3/_4$ de taza
Papaya, en dados	$3/_4$ de taza
Pasas	1 cucharada rasa
Piña, troceada	$1/_2$ taza
Plátano	$1/_3$
Sandía en dados	$3/_4$ de taza

Zumos de frutas	Cantidad para 1 bloque de hidratos de carbono
Arándanos	$^1/_4$ de taza
Hortalizas	$^3/_4$ de taza
Lima	$^1/_3$ de taza
Limonada sin azúcar	$^1/_3$ de taza
Macedonia de frutas	$^1/_4$ de taza
Manzana	$^1/_3$ de taza
Naranja	$^1/_3$ de taza
Piña	$^1/_4$ de taza
Pomelo	$^1/_3$ de taza
Sidra de manzana	$^1/_3$ de taza
Tomate	1 taza
Uva	$^1/_4$ de taza

Cereales, harinas y panes	Cantidad para 1 bloque de hidratos de carbono
Arroz blanco hervido	2 cucharadas
Arroz integral hervido	2 cucharadas
Biscotes de pan, duros	2
Cereales secos para el desayuno	15 g
Cuscús cocido	$^1/_3$ de taza
Cuscús, seco	15 g
Fideos de huevo, hervidos	$^1/_4$ de taza
Trigo sarraceno seco	15 g
Trigo bulgur seco	15 g
Harina de maíz	4 cucharaditas
Mijo, seco	15 g
Palomitas de maíz (cocinadas)	2 tazas
Pan, blanco o integral	1 rebanada
Pan rallado	15 g
Pan de maíz	1 rebanada de 10 cm
Pan de pita	$^1/_2$ unidad
Pan de pita pequeño	1 unidad
Pan (picos)	4
Panecillo de hamburguesa	$^1/_2$ unidad
Pasta, hervida	$^1/_4$ de taza
Sémola cocida	$^1/_3$ de taza

Alcohol	Cantidad para 1 bloque de hidratos de carbono
Cerveza, *light*	1 botellín ($^1/_5$)
Cerveza, normal	1 botellín ($^1/_5$)
Licores destilados	1 chupito
Vino	1 copa

Otros	Cantidad para 1 bloque de hidratos de carbono
Azúcar granulado	2 cucharaditas
Azúcar integral	2 cucharaditas
Compota de ciruela	1 $^1/_2$ cucharada
Helado vainilla, chocolate, nata, fresa	$^1/_4$ de taza
Ketchup	2 cucharadas
Mermelada o gelatina	1 cucharada rasa
Miel	$^1/_2$ cucharada
Nachos	15 g
Patatas fritas de bolsa	15 g
Salsa barbacoa	2 cucharadas
Salsa rosa	2 cucharadas
Salsa de soja	1 cucharada
Salsa teriyaki	1 cucharada
Salsa de tomate triturado	2 tazas
Tofu congelado	$^1/_6$ de taza

La paradoja de la Dieta de la Zona

Como verás, si combinas todas tus comidas con verduras de baja carga glucémica o «favorables», comerás un gran volumen de alimentos consumiendo relativamente pocas calorías. En realidad, consumirás de 10 a 15 raciones de frutas y verduras según las raciones del USDA. Eso supone de 3 a 5 raciones de frutas y verduras por comida, y la mayor parte de los estadounidenses nunca consumen más de 2 raciones al día (generalmente en patatas fritas y ketchup). Al mismo tiempo, consumirás entre 1.200 y 1.500 calorías diarias sin pasar hambre.

Por otra parte, consumir hidratos de carbono de alta carga glucémica o «desfavorables» hará que tu plato esté muy vacío (si consumes la dosis correcta de bloques de la Zona), o que produzcas un exceso de insulina (si consumes las raciones típicas como sucede en Estados Unidos).

Bloques de proteínas y de grasa

Si eres de los que piensan que comer la proteína que cabe en la palma de la mano y añadir un poco de grasa no es suficientemente riguroso para ti, aquí tienes las cantidades correspondientes, por categorías de alimentos, de las proteínas y de la grasa.

BLOQUES DE PROTEÍNAS DE LA ZONA

Mejores opciones

(bajas en grasas saturadas)	Peso (g)
Pavo, picado	45
Pavo, fiambre sin almidón (pechuga)	30
Pavo sin piel (pechuga)	30
Pollo, fiambre sin almidón (pechuga)	45
Pollo sin piel (pechuga)	30

Opciones correctas

(moderadas en grasas saturadas)	Peso (g)
Buey, corte magro	30
Buey, picado (menos de un 10% de grasa)	45
Cerdo	35
Conejo	35
Cordero, magro	30
Jamón cocido sin almidón	30
Jamón serrano o ibérico, sin grasa	30
Pato	30
Pavo, sin piel, muslo	30
Pollo, sin piel, muslo	30
Ternera	30

PESCADO Y FRUTOS DEL MAR*

	Peso (g)
Abadejo	45
Almejas	45
Anchoas en aceite	30
Atún, enlatado en agua	30
Atún (filete)	30
Bacalao	45
Bogavante	45
Boquerones	45
Caballa	45
Calamares, sepia	45
Cangrejo (carne)	45
Dorada	45
Gallo	45
Langosta	45
Langostinos	45
Lenguado	45
Lubina	45
Mejillón	60
Merluza	45
Mero	45
Pargo	45
Pez espada	45
Pulpo	65
Rape	45
Rodaballo	45
Salmón	45
Salmón ahumado	30
Sardina	30
Trucha	45
Vieiras	45

*Peso en limpio.

HUEVOS

Mejores opciones	Cantidad
Huevina	$^1/_4$ de taza
Huevo, clara, baja en grasa	2

Otra opción	Cantidad
Huevo entero*	1

LÁCTEOS RICOS EN PROTEÍNA

Mejores opciones	Cantidad
Quesos *light* o desnatados	30 g

Opciones correctas	Peso (g)
Brie	35
Mozzarella, desnatada	30
Parmesano	20
Queso bajo en grasa	30
Queso curado	30
Queso de cabra fresco	60
Queso fresco tipo Burgos (bajo en grasa)	30
Requesón, desnatado	80
Ricotta (desnatado)	60

*La yema es rica en ácido araquidónico (AA)

Opciones ricas en proteína para vegetarianos

(comprobar siempre esta información con la que
aparece en el etiquetado nutricional de los productos) **Cantidad**

Hamburguesa de soja	$^1/_2$ ración
Salchicha de soja congelada	1
Salchicha de soja tipo Fráncfort	1
Salchichas de soja	2
Soja texturizada	$^1/_2$ taza
Tempeh	45 g
Tofu, duro	60 g

BLOQUES DE GRASA

	Cantidad
Aceite de oliva virgen extra	1 cucharadita
Aceitunas	3
Aguacate	1 cucharada
Almendras enteras	3
Almendras laminadas	1 cucharadita
Anacardos	2
Avellanas	3
Cacahuetes	6
Macadamia, nueces	1
Nueces, sin cáscara y troceadas	$^1/_2$ cucharadita
Nuez	1
Piñones	8
Pistachos	3

Salsas

	Cantidad
Guacamole	1 cucharada
Mayonesa *light*	1 cucharadita
Salsa cocktail	1 cucharadita
Tahini (mantequilla de sésamo)	2 cucharaditas

Unidades de medida

Taza: equivale al volumen de un vaso de 250 ml.
Cucharada: contenido de una cucharada sopera.
Cucharadita: contenido de una cucharada de café.

4

Personaliza tu dieta

Método de los bloques de la Zona

Como he dicho antes, los minibloques son cantidades o volúmenes estándar de alimentos que contienen la proporción correcta de proteínas, hidratos de carbono o grasas según la ratio 40-30-30, que representa las proporciones calóricas típicas de la Dieta de la Zona e indica las relaciones entre los macronutrientes. En la Dieta de la Zona, el 40% de las calorías ha de proceder de los hidratos de carbono, el 30%, de las proteínas, y el 30%, de las grasas. Sin embargo, la Dieta de la Zona no se basa en contar calorías, sino en el peso en gramos de los hidratos de carbono, las proteínas y las grasas. Resumiendo, lo que hay que hacer para permanecer «en la Zona» es mantener la ratio 1:1:1 entre los minibloques, es decir, tomar siempre un minibloque de cada tipo. Con el método de los minibloques de la Dieta de la Zona, un minibloque de proteínas aporta 7 gramos netos, un minibloque de hidratos de carbono aporta 9 gramos netos y uno de grasa aporta 3 gramos netos. En la Tablas de los alimentos encontrarás 1,5 gramos de grasa para 1 minibloque de grasa, que se tendrá que añadir a la grasa que siempre está presente en cualquier alimento proteico (carne, pescado, huevos, queso); nunca se ha de exceder la cantidad de 3 gramos de grasas en total para 1 minibloque. Esto significa que en cada comida una mujer tipo tomará 3 minibloques de cada macronutriente (proteínas, hidratos de carbono y grasas) y un hombre tipo tomará 4 minibloques.

Puesto que una persona tipo no suele comer más de 20 alimentos distintos en diferentes combinaciones, basta con recordar qué cantidades de tus alimentos favoritos componen un minibloque de la Dieta de la Zona. Probablemente, esto sea más fácil de recordar que tu número de teléfono. En el capítulo anterior tienes la lista de los alimentos más comunes con equivalente a un minibloque.

Calcular tus bloques diarios

Puesto que todos somos diferentes, necesitamos una cantidad específica de alimentos que tendremos que determinar con precisión. En general, las calorías son nuestra principal preocupación y las cantidades dependen de nuestras propias metas personales. Si quieres adelgazar, come menos, si quieres engordar, come más, etc.

En la Dieta de la Zona este enfoque no tiene sentido porque su principio básico es completamente distinto. Las metas no son importantes. Lo que realmente importa es la necesidad de cada persona, independientemente de cuál sea la razón que la haya conducido a cambiar su dieta. Estas necesidades están relacionadas con los valores de masa corporal y la cantidad de ejercicio físico realizado. Esta visión aporta al cuerpo todo lo que necesita para su metabolismo y su actividad sin quedarse corto ni excederse. ¿Cómo podemos calcular nuestra masa corporal? Es muy sencillo, basta con seguir las instrucciones de la página 129, en la Parte Práctica, capítulo 1, o visita la web www.enerZona.net, donde encontrarás una calculadora de bloques.

Has de tomar el número de bloques diarios requerido. No has de comer ni más ni menos. En el primer caso, le estarías dando a tu cuerpo más de lo que necesita, en el segundo, no tendrías los recursos para su correcto funcionamiento.

Al calcular los bloques diarios el resultado final para algunas personas puede ser inferior a 11 en el caso de las mujeres e inferior a 14 en el de los hombres. En general, aparte de algunos casos muy especiales, estas personas deberían aumentar el número de bloques hasta 11 y 14 respectivamente.

Distribución de los bloques a lo largo del día

La distribución de los bloques a lo largo del día no necesariamente ha de ser siempre igual. Se puede adaptar a las necesidades de cada persona. Un ejemplo práctico facilitará la explicación. Supongamos que una mujer come 11 bloques al día. Así es como los podría distribuir:

Empecemos por la hora del desayuno, que es, por ejemplo, a las 7:30. La hora de la comida es, por ejemplo, a las 13:00.

Revisamos si han transcurrido más de 5 horas entre el desayuno y la comida. En este caso la respuesta es sí: se necesita un tentempié a media mañana. Luego veremos cuándo hay que tomarlo.

Fijamos la hora de la cena a las 19:30, por ejemplo.

Es evidente que en este caso también pasan más de cinco horas. Por tanto, también se necesita un tentempié a media tarde.

Incluiremos un tentempié a última hora justo antes de acostarnos (de 15 a 30 minutos).

«Lo que me gusta de la Dieta de la Zona es la libertad que te da. Es muy flexible. Puedo adaptarla a cualquier circunstancia o exigencia laboral que suele ser lo que me marca cómo voy a pasar el día, normalmente, sin tiempo para comer. Antes me hubiera saltado una comida, ahora gracias al brillante y sencillo enfoque de la Dieta de la Zona, tomo uno o más tentempiés rápidos y puedo llegar hasta la hora de la cena sin desmayarme de hambre.»

Dos detalles más a definir: la hora de los tentempiés y el número de bloques en cada comida y tentempié. Los tentempiés suelen ser de 1 bloque (lo que nos garantiza un nivel hormonal adecuado durante un tiempo de 2 a 2,5 horas). Por consiguiente, hemos de programarlos basándonos en la hora en que volveremos a comer. En nuestro ejemplo, puede ser de 10:30 a 11:00 horas de la mañana y de 17:00 a las 17:30 de la tarde.

Ahora veamos el número de bloques dedicados a los tentempiés y cuántos quedan para el desayuno y para las otras comidas. Tomamos 3 bloques en el tentempié del total de 11 bloques al día. Nos quedan 8 bloques a dividir entre el desayuno, la cena y la comida. Una forma de distribuirlos sería:

2 bloques en el desayuno
3 bloques en la comida
3 bloques en la cena

En resumen:

07:30	Desayuno	2 bloques
11:00	Tentempié	1 bloque
13:00	Comida	3 bloques
17:00	Tentempié	1 bloque
19:30	Cena	3 bloques
23:00	Tentempié	1 bloque

Si te has de levantar muy temprano, puedes comer según el siguiente horario:

04:00	1 bloque
06:30	2 bloques
10:30	1 bloque
13:00	3 bloques
17-18	1 bloque
19:30	3 bloques

En este caso no es necesario el tentempié de última hora porque nos acostamos temprano. Recordemos que los tentempiés de última hora de la noche son necesarios a excepción de que nos acostemos como máximo en las dos horas siguientes a haber cenado.

Ejercicios para crear una comida perfecta

Desayuno		Hora:	Bloques:
	Minibloques		
Proteínas			
Hidratos de carbono			
Grasas			

Tentempié		Hora:	Bloques:
	Minibloques		
Proteínas			
Hidratos de carbono			
Grasas			

Comida		Hora:	Bloques:
	Minibloques		
Proteínas			
Hidratos de carbono			
Grasas			

Tentempié		Hora: Bloques:
	Minibloques	
Proteínas		
Hidratos de carbono		
Grasas		

Cena		Hora: Bloques:
	Minibloques	
Proteínas		
Hidratos de carbono		
Grasas		

Tentempié		Hora:	Bloques:
	Minibloques		
Proteínas			
Hidratos de carbono			
Grasas			

Otro ejemplo: un día típico para un hombre que coma 14 bloques

07:00	desayuno antes de acostarse	
	después de un turno nocturno	2 bloques
14:30	comida	4 bloques
18-18:30	tentempié	1 bloque
20:00	cena	4 bloques
01:00	tentempié	1 bloque
03:00	tentempié	2 bloques

5

Una semana de comidas en la Dieta de la Zona según tus necesidades de bloques

En resumen, el volumen de una comida en la Dieta de la Zona depende de la masa corporal de la persona y de su grado de actividad física. Una mujer tipo que desee perder su exceso de grasa corporal necesitará unos tres bloques en cada comida y dos tentempiés de un bloque. Esto supone 11 bloques al día. Un hombre tipo que desee perder su exceso de grasa corporal necesitará unos cuatro bloques en cada comida y dos tentempiés de un bloque. Esto supone 14 bloques al día. Una persona activa físicamente necesitará unos cinco bloques en cada comida más dos tentempiés de un bloque, lo que supone 17 bloques al día. La proporción de hidratos de carbono, proteínas y grasas sigue siendo la misma. La única diferencia es la cantidad de calorías en cada comida. A continuación encontrarás menús para una semana en la Zona, que comprenden comidas entre 11 y 16 bloques.

EJEMPLO PARA UNA DIETA DE 11 BLOQUES (MÍNIMO PARA UNA MUJER)

[P = proteínas; G = grasa; HC = hidratos de carbono]

DÍA 1

DESAYUNO 2 BLOQUES
160 g de requesón (ricotta italiana) (2 P)
2 nueces (2 G)
2 kiwis o 1 melocotón (300 g) o frambuesas (280 g) (2 HC)
Se puede añadir café (no incluir en los cálculos)
Otra opción: 1 EnerZona Instant Meal 40-30-30 con agua (2 bloques enteros)

COMIDA 3 BLOQUES
135 g gambas (3 P)
Lechuga (sin límite) (0)
320 g de calabacines a la parrilla o 250 g de pepino (½ HC)
300 g de macedonia de frutas sin azúcar (2 y ½ HC)
1 cucharada de aceite de oliva virgen extra (3 G)

TENTEMPIÉ 1 BLOQUE
80 g de requesón (1 P)
1 kiwi 100 g o frambuesas(140 g) o pan integral (20 g) (1 HC)
3 aceitunas o 3 almendras o 1 nuez (1 G)
Otra opción: 1 bolsita de EnerZona Minirock 40-30-30 (1 bloque entero)

CENA 4 BLOQUES
120 g de jamón (4 P)
300 g de tomate (1 HC)
Hinojo o lechuga (sin límite) (0)
1 naranja (230 g) (2 HC) + 1 mandarina (50 g) (1 HC) o 3 albaricoques
    (130 g) (1 HC) o piña (90 g) (1 HC)
1 ½ cucharadas de aceite de oliva virgen extra (4 G)

TENTEMPIÉ DE ÚLTIMA HORA 1 BLOQUE
200 ml de leche semidesnatada o 200 g de yogur desnatado natural
    (1 bloque entero)

DÍA 2

DESAYUNO 2 BLOQUES
200 g de yogur desnatado natural (1 bloque entero)
4 galletas EnerZona 40-30-30 (1 bloque entero)
Se puede añadir café o té o un poco de leche o un poco de café con leche
    (no incluir en los cálculos)

TENTEMPIÉ DE 1 BLOQUE
200 ml de leche semidesnatada o 1 snack EnerZona 40-30-30
    (1 bloque entero)

COMIDA 3 BLOQUES
90 g pollo (3 P)
Lechuga (sin límite) (0)
320 g acelgas o 300 g de tomates (1HC)
1 manzana (180 g) o cerezas negras ácidas (180 g) (2 HC)
1 cucharada de aceite de oliva virgen (3 G)

TENTEMPIÉ 1 BLOQUE
30 g queso de Burgos (1 P), 170 g fresas (1 HC)
1 nuez (1G)
Otra opción: 1 paquete de EnerZona 40-30-30, Tentempié Salado
    (1 bloque entero)

CENA 3 BLOQUES
1 bol grande de sopa minestrone con verduras variadas (1 HC)
90 g ternera (3 P)
Achicoria de hoja verde (radicchio) (sin límite) (0)
120 g de uvas o 1 naranja de 115 g y 1 kiwi (2 HC) o 2 melocotones (150 g)
    y 3 albaricoques (130 g) (2 HC)
1 cucharada de aceite de oliva virgen extra (3 G)

TENTEMPIÉ DE ÚLTIMA HORA 1 BLOQUE
200 ml de leche semidesnatada o 200 g de yogur desnatado natural
    (1 bloque entero)

DÍA 3

DESAYUNO 2 BLOQUES

1 sándwich con dos rebanadas de pan preferiblemente integral o pan de cinco cereales (40 g total) y 60 g de relleno (jamón sin grasa y queso) (2 bloques enteros)

Se puede añadir café o té o un poco de leche o un poco de café con leche (no incluir en los cálculos)

Otra opción: 200 ml de leche semidesnatada y 4 galletas EnerZona 40-30-30 (1 bloque entero)

TENTEMPIÉ 1 BLOQUE

1 snack EnerZona 40-30-30 (1 bloque entero)

COMIDA 3 BLOQUES

135 g de trucha (3 P)
Lechuga o achicoria (sin límite) (0)
180 g de uvas o 360 g macedonia de frutas sin azúcar (3 HC)
1 cucharada de aceite de oliva virgen extra (3 G)

TENTEMPIÉ 1 BLOQUE

35 g de queso Brie (1 P)
90 g de piña (1 HC)
8 piñones o 6 pistachos (1 G)

CENA 3 BLOQUES

1 huevo + 2 claras de huevo (2 P)
20 g de queso parmesano (1 P)
Lechuga (sin límite) (0) y 300 g de tomates (1 HC)
1 manzana (90 g) y 1 kiwi (100 g) o 175 g de ciruelas rojas (2 HC)
1 cucharada de aceite de oliva virgen extra (3 G)

TENTEMPIÉ DE ÚLTIMA HORA 1 BLOQUE

200 ml de leche semidesnatada o 200 g de yogur desnatado natural (1 bloque entero)

DÍA 4

DESAYUNO 2 BLOQUES
160 g de requesón (ricotta italiana) (2 P)
180 g de manzana o 300 g de melocotón (2 HC)
6 almendras o 2 nueces (2 G)
Se puede añadir café (no incluir en los cálculos)

TENTEMPIÉ 1 BLOQUE
30 g de salmón ahumado (1 P)
50 g de mandarina (1 HC)
8 piñones (1 G)
Otra opción: 1 snack EnerZona 40-30-30 (1 bloque entero)

COMIDA 3 BLOQUES
75 g de jamón (3 P)
200 g de pimientos rojos a la parrilla o 290 g brócoli (1 HC)
1 manzana (180 g) o 2 melocotones (300 g) (2 HC)
1 cucharada de aceite de oliva virgen extra (3 G)

TENTEMPIÉ 1 BLOQUE
30 g de mozarella (1 P)
100 g de pera o 90 g de piña (1 HC)
3 anacardos o 1 nuez(1 G)

CENA 3 BLOQUES
90 g de ternera (3 P)
Lechuga o achicoria (sin límite) (0)
350 g de berenjena a la parrilla o 320 g de acelgas (1 HC)
1 pera 200 g o un pomelo 290 g (2 HC)
1 cucharada de aceite de oliva virgen extra (3 G)

TENTEMPIÉ DE ÚLTIMA HORA 1 BLOQUE
200 ml de leche semidesnatada o 200 g de yogur desnatado natural
   (1 bloque entero)

DÍA 5

DESAYUNO 2 BLOQUES
30 g de jamón cocido (1 P)
30 g de queso bajo en grasa (1 P)
40 g de pan integral (2 HC)
6 aceitunas o 12 pistachos (2 G)
Se puede añadir café o té o un poco de leche o un poco de café con leche
    (no incluir en los cálculos)
Otra opción: 1 EnerZona Instant Meal 40-30-30 con agua (2 bloques enteros)

TENTEMPIÉ 1 BLOQUE
80 g de requesón (1 P)
60 g de uvas (1 HC)
3 almendras (1 G)

COMIDA 3 BLOQUES
300 g de espinacas (1 HC)
90 g de atún (3 P)
Lechuga (sin límite) (0)
2 kiwi (200 g) o 1 manzana (180 g) (2 HC)
1 cucharada de aceite de oliva virgen extra (3 G)

TENTEMPIÉ 1 BLOQUE
200 g de yogur desnatado natural (1 bloque entero)
Otra opción: 1 paquete de EnerZona 40-30-30, Tentempié Salado
    (1 bloque entero)

CENA 3 BLOQUES
1 plato grande de sopa de verduras variadas (1 HC)
90 g de pollo (3 P)
320 g de calabacines a la parrilla (½ HC)
180 g de macedonia de fruta sin azúcar (1 ½ HC)
1 cucharada de aceite de oliva virgen extra (3 G)

TENTEMPIÉ DE ÚLTIMA HORA 1 BLOQUE
30 g de queso de Burgos (1 P)
1 kiwi (100 g) o 60 g de uvas (1 HC)
1 nuez (1G)

DÍA 6

DESAYUNO 2 BLOQUES
60 g de jamón cocido (2 P)
1 manzana (180 g) o 2 kiwis (200 g) o 40 g de pan integral (2 HC)
6 aceitunas o 12 pistachos (2 G)
Otra opción: 8 galletas EnerZona 40-30-30 (2 bloques enteros)

TENTEMPIÉ 1 BLOQUE
30 g de jamón cocido (1 P)
100 g de cerezas o 1 kiwi (100 g) o 3 albaricoques (1 HC)

COMIDA 3 BLOQUES
195 g de ensalada de pulpo con ajo y perejil (3 P)
100 g de patatas para la ensalada de pulpo (2 HC)
Lechuga (sin límite) (0)
1 cucharada de aceite de oliva virgen extra (3 G)
3 albaricoques (130 g) o piña (90 g) o fresas (170 g) (1 HC)

TENTEMPIÉ 1 BLOQUE
100 g de pera (1 HC)
30 g de queso de Burgos (1 P)
1 nuez o 3 almendras (1 G)

CENA 3 BLOQUES
Caldo de verduras, de pollo o ternera (sin límite) (0)
90 g de pavo (3 P)
Lechuga (sin límite) (0)
300 g de tomates (1 HC)
1 manzana (180 g) o fresas (170 g) y 1 kiwi (100 g) (2 HC)
1 cucharada de aceite de oliva virgen extra (3 G)

TENTEMPIÉ DE ÚLTIMA HORA 1 BLOQUE
200 ml de leche semidesnatada (1 bloque entero)

DÍA 7

DESAYUNO 2 BLOQUES
160 g de requesón (2 P)
40 g de pan integral (2 HC)
6 aceitunas o 2 nueces (2 G)

TENTEMPIÉ 1 BLOQUE
30 g de embutido de pavo o de pollo (1 P)
170 g de fresas (1 HC) o 1 kiwi (100 g) (1 HC)
3 aceitunas (1 G)

COMIDA 3 BLOQUES
105 g de arenque ahumado (3 P)
200 g de pimientos (1 HC)
Hinojo (sin límite) (0)
1 naranja, 1 manzana o 1 pera (230 g) (2 HC)
1 cucharada de aceite de oliva virgen extra (3 G)

TENTEMPIÉ 1 BLOQUE
80 g de requesón (1 P)
20 g de pan integral (1 HC) o 175 g de arándanos (1 HC)
3 aceitunas (1 G) o 1 nuez (1 G)

CENA 3 BLOQUES
Ensalada de tomate (2 tazas) y zanahoria (1 taza) (2 HC)
30 g de dados de jamón para la ensalada (1 P)
25 g de dados de queso Emmental para la ensalada (1 P y 1 G)
30 g de atún en aceite escurrido para mezclar con la cebada (1 P)
1 kiwi o 1 melocotón (150 g) (1 HC)
Un poco menos de 1 cucharada de aceite de oliva virgen extra (2 G)

TENTEMPIÉ DE ÚLTIMA HORA 1 BLOQUE
200 g de yogur desnatado natural o 4 galletas EnerZona 40-30-30
   (1 bloque entero)

EJEMPLO PARA UNA DIETA DE 12 BLOQUES

DÍA 1

DESAYUNO 3 BLOQUES
160 g de requesón (ricotta italiana) (2 P)
2 nueces (2 G)
2 kiwis (200 g) o 1 melocotón (300 g) o 280 g de frambuesas o 40 g de pan integral (2 HC)
200 ml de leche semidesnatada o 200 g de yogur desnatado (1 bloque entero)
Se puede añadir café (no incluir en los cálculos)
Otra opción: 1 EnerZona Instant Meal 40-30-30 con 150 ml de leche semidesnatada (3 bloques enteros)

COMIDA 3 BLOQUES
135 g de gambas (3 P)
Lechuga (sin límite)
320 g de calabacines a la parrilla o 250 g de pepino (½ HC)
300 g de macedonia de frutas sin azúcar (2 y ½ HC)
1 cucharada de aceite de oliva virgen extra (3 G)

TENTEMPIÉ 1 BLOQUE
80 g de requesón (1 P)
1 kiwi (100 g) o 140 g de frambuesas o 20 g de pan integral (1 HC)
3 aceitunas o 3 almendras o 1 nuez (1 G)
Otra opción: 1 bolsita de EnerZona MiniRock 40-30-30 (1 bloque entero)

CENA 3 BLOQUES
90 g de jamón cocido (3 P)
300 g de tomates (1 HC)
Hinojo o lechuga (sin límite) (0)
1 naranja (230 g) (2 HC) o piña (180 g) (2 HC)
1 cucharada de aceite de oliva virgen extra (3 G)

TENTEMPIÉ DE ÚLTIMA HORA 1 BLOQUE
200 ml de leche semidesnatada o 200 g de yogur desnatado natural (1 bloque entero)

DÍA 2

DESAYUNO 3 BLOQUES
200 g de yogur desnatado natural (1 bloque entero)
8 EnerZona Galletas 40-30-30 (2 bloques enteros)
Se puede añadir café o té, un poco de leche o un poco de café con leche
   (no incluir en los cálculos)

TENTEMPIÉ DE 1 BLOQUE
30 g de queso de Burgos (1P)
1 pera (100 g) (1 HC)
3 almendras (1 G)

COMIDA 3 BLOQUES
90 g de pollo (3 P)
Lechuga (sin límite)
320 g de acelgas o 300 g de tomates (1 HC)
1 manzana (180 g) o 16 cerezas (2 HC)
1 cucharada de aceite de oliva virgen extra (3 G)

TENTEMPIÉ 1 BLOQUE
20 g de queso parmesano (1 P)
170 g de fresas (1 HC)
1 nuez o 3 almendras (1G)
Otra opción: 1 paquete de EnerZona 40-30-30, Tentempié Salado
   (1 bloque entero)

CENA 3 BLOQUES
1 plato grande de sopa minestrone con verduras variadas (1 HC)
90 g de ternera (3 P)
Achicoria de hoja verde (radicchio) (sin límite) (0) y acelgas (320 g) (1 HC)
60 g de uvas o 1 kiwi (100 g) (1 HC) o 1 melocotón (150 g) o 3 albaricoques
   (130 g) (1 HC)
1 cucharada de aceite de oliva virgen extra (3G)

TENTEMPIÉ DE ÚLTIMA HORA 1 BLOQUE
200 ml de leche semidesnatada o 200 g de yogur desnatado natural
   (1 bloque entero)

DÍA 3

DESAYUNO 3 BLOQUES

1 sándwich con dos rodajas de pan preferiblemente integral o de cinco
  cereales (40 g en total) y 60 g de relleno (jamón sin grasa y queso bajo
  en grasa) (2 bloques enteros)
200 ml de leche semidesnatada o 200 g de yogur desnatado o 4 galletas
  EnerZona (1 bloque entero)
Se puede añadir café o té o un poco de leche o un poco de café con leche
  (no incluir en los cálculos)

TENTEMPIÉ 1 BLOQUE

1 bolsita de MiniRock EnerZona 40-30-30 (1 bloque entero)

COMIDA 3 BLOQUES

135 g de trucha (3P)
Lechuga o achicoria (sin límite) (0)
120 ml de vino tinto (1 HC)
120 g de uvas o 240 g de macedonia de frutas sin azúcar (2 HC)
1 cucharada de aceite de oliva virgen extra (3 G)

TENTEMPIÉ 1 BLOQUE

30 g de queso de Burgos (1 P)
90 g de piña (1 HC)
8 piñones o 6 pistachos (1 G)

CENA 3 BLOQUES

1 huevo + 2 claras de huevo (2 P)
20 g de queso parmesano (1 P)
Lechuga (sin límite) (0)
1 manzana (180 g) y 1 kiwi (100 g) o 255 g de ciruelas rojas (3 HC)
1 cucharada de aceite de oliva virgen extra (3 G)

TENTEMPIÉ DE ÚLTIMA HORA 1 BLOQUE

200 ml de leche semidesnatada o 200 g de yogur desnatado natural
  (1 bloque entero)

DÍA 4

DESAYUNO 2 BLOQUES
160 g de requesón (ricotta italiana) (2 P)
180 g de manzana (2 HC) o 300 g de melocotón (2 HC)
6 almendras o 2 nueces (2 G)
Se puede añadir café (no incluir en los cálculos)

TENTEMPIÉ 1 BLOQUE
30 g de salmón ahumado (1 P)
1 kiwi (100 g) (1 HC)
8 piñones (1 G)
Otra opción: 1 Snack de EnerZona 40-30-30

COMIDA 4 BLOQUES
120 g de jamón serrano(4 P)
200 g de pimientos rojos a la parrilla o 290 g de brócoli (1 HC)
1 manzana (270 g) o 3 melocotones (450 g) (3 HC)
1 ⅓ cucharada de aceite de oliva virgen extra (4 G)

TENTEMPIÉ 1 BLOQUE
35 g de mozzarella (1 P)
100 g de pera (1 HC)
3 anacardos (1 G)

CENA 3 BLOQUES
90 g de ternera (3 P)
Lechuga o achicoria (sin límite) (0)
350 g de berenjena a la parrilla o 320 g de acelgas (1 HC)
1 pera (200 g) o pomelo 290 g (2 HC)
1 cucharada de aceite de oliva virgen extra (3 G)

TENTEMPIÉ DE ÚLTIMA HORA 1 BLOQUE
200 ml de leche semidesnatada o 200 g de yogur desnatado natural
    (1 bloque entero)

DÍA 5

DESAYUNO 2 BLOQUES
30 g de jamón cocido (1 P)
30 g de queso de Burgos (1 P)
40 g de pan integral (2 HC)
6 aceitunas o 12 pistachos (2 G)
Se puede añadir café o té o un poco de leche o un poco de café con leche
   (no incluir en los cálculos)
Otra opción: 1 Enerzona Instant Meal 40-30-30 con agua (2 bloques enteros)

TENTEMPIÉ 1 BLOQUE
80 g de requesón (1 P)
60 g de uvas (1 HC)
3 almendras (1 G)

COMIDA 4 BLOQUES
50 g de pasta (peso en seco) con un poco de salsa (4 HC)
120 g de atún (4 P)
Lechuga (sin límite) (0)
1 ½ cucharada de aceite de oliva virgen extra (4 G)

TENTEMPIÉ 1 BLOQUE
200 g de yogur desnatado natural (1 bloque entero)
Otra opción: 1 paquete de EnerZona 40-30-30, Tentempié Salado
   (1 bloque entero)

CENA 3 BLOQUES
1 plato grande de sopa de verduras variadas (1 HC)
90 g de pollo (3 P)
320 g de calabacines a la parrilla (½ HC)
180 g de macedonia de frutas sin azúcar (1 ½ HC)
1 cucharada de aceite de oliva virgen extra (3 G)

TENTEMPIÉ DE ÚLTIMA HORA 1 BLOQUE
30 g de queso de Burgos (1 P) 1 kiwi (100 g) o 100 ml de zumo de naranja
   (1 HC)
3 almendras (1 G)

DÍA 6

DESAYUNO 2 BLOQUES
60 g de jamón cocido (2 P)
1 manzana (180 g) o 2 kiwis (200 g) o 40 g de pan integral (2 HC)
6 aceitunas o 12 pistachos (2 G)

TENTEMPIÉ 1 BLOQUE
60 g de queso de cabra fresco (1 HC)
100 g de cerezas o 1 kiwi (100 g) (1 HC)
1 nuez (1G)

COMIDA 4 BLOQUES
260 g de ensalada de pulpo con ajo y perejil (4 P)
100 g de patatas para la ensalada de pulpo (2 HC)
20 g de pan integral (1 HC)
Lechuga (sin límite) (0)
1 ½ cucharada de aceite de oliva virgen extra (4 G)
3 albaricoques (130 g) o piña (90 g) o fresas (170 g) (1 HC)

TENTEMPIÉ 1 BLOQUE
100 ml de zumo de naranja (1 HC)
30 g de queso de Burgos (1 P)
1 nuez o 3 almendras (1G)

CENA 3 BLOQUES
Caldo de verduras, de pollo o de buey (sin límite) (0)
90 g de pavo (3 P)
Lechuga (sin límite) (0)
300 g de tomates (1 HC)
1 manzana (180 g) o 170 g de fresas y 1 kiwi (100 g) (2 HC)
1 cucharada de aceite de oliva virgen extra (3 G)

TENTEMPIÉ DE ÚLTIMA HORA 1 BLOQUE
200 ml de leche semidesnatada o 1 bolsita de MiniRock EnerZona 40-30-30
    (1 bloque entero)

DÍA 7

DESAYUNO 2 BLOQUES
160 g de requesón (2 P)
40 g de pan integral (2 HC)
6 aceitunas (2 G)

TENTEMPIÉ 1 BLOQUE
30 g de embutido de pavo o pollo (1 P)
170 g de fresas o 1 kiwi (100 g) (1 HC)
3 aceitunas (1 G)

COMIDA 4 BLOQUES
120 g de sardinas (4 P)
200 g de pimientos (1 HC)
Hinojo (sin límite) (0)
1 vaso de vino tinto (120 ml) (1HC)
1 naranja (230 g) o 1 manzana (180 g) o 1 pera (200 g) (2 HC)
1 ⅓ cucharada de aceite de oliva virgen extra (4 G)

TENTEMPIÉ 1 BLOQUE
80 g de requesón (1 P)
1 pera (100 g) (1 HC)
3 aceitunas o 3 almendras (1 G)

CENA 3 BLOQUES
Ensalada de tomate (300 g) y perejil (0) (1 HC)
30 g de dados de jamón para la ensalada (1 P)
30 g de queso de Burgos para la ensalada (1 P)
30 g de atún en aceite escurrido para mezclar con el tomate (1 P)
1 kiwi (100 g) o 1 melocotón (150 g) (1 HC)
1 pera (100 g) (1 HC)
1 cucharada de aceite de oliva virgen extra (3 G)

TENTEMPIÉ DE ÚLTIMA HORA 1 BLOQUE
200 g de yogur desnatado o 4 galletas EnerZona 40-30-30 (1 bloque entero)

EJEMPLO DE DIETA DE 13 BLOQUES

DÍA 1

DESAYUNO DE 3 BLOQUES
240 g de requesón (ricotta italiana) (3 P)
3 nueces (3 G)
1 kiwi (100 g) (1 HC)
1 melocotón (300 g) o 40 g de pan integral (2 HC)
Se puede añadir café (no incluir en los cálculos)
Otra opción: 1 EnerZona Instant Meal 40-30-30 con leche semidesnatada
   (3 bloques enteros)

TENTEMPIÉ DE 1 BLOQUE
200 ml de leche semidesnatada o 200 g de yogur desnatado o 4 galletas
   EnerZona

COMIDA 4 BLOQUES
180 g de gambas (4 P)
Lechuga (sin límite)
320 g de calabacines a la parrilla o 250 g de pepino (½ HC)
300 g de tomate (1 HC)
300 g de macedonia de frutas sin azúcar (2 ½ HC)
1 ⅓ cucharada de aceite de oliva virgen extra (4 G)

TENTEMPIÉ 1 BLOQUE
80 g de requesón (1 P)
1 kiwi (100 g) o 140 g de frambuesas o 20 g de pan integral (1 HC)
3 aceitunas o 3 almendras o 1 nuez (1 G)
Otra opción: 1 bolsita de EnerZona MiniRock 40-30-30

CENA 3 BLOQUES
90 g de jamón cocido (3 P)
300 g de tomate (1 HC)
Hinojo o lechuga (sin límite) (0)
1 naranja (120 g) (1 HC) + 1 mandarina (50 g) (1 HC) o 3 albaricoques
   (130 g) (1 HC) o piña (90 g) (1 HC)
1 cucharada de aceite de oliva virgen extra (3 G)

TENTEMPIÉ DE ÚLTIMA HORA 1 BLOQUE
200 ml de leche semidesnatada o 200 g de yogur desnatado natural
   (1 bloque entero)

DÍA 2

DESAYUNO 3 BLOQUES
200 g de yogur desnatado natural o 200 ml leche semidesnatada
(1 bloque entero)
8 EnerZona Galletas 40-30-30 (2 bloques enteros)
Se puede añadir café o té o un poco de leche o un poco de café con leche
(no incluir en los cálculos)

COMIDA 4 BLOQUES
120 g de pollo (4 P)
Lechuga (sin límite) (0)
320 g de acelgas o 300 g de tomates (1 HC)
1 kiwi (100g) (1 HC)
1 manzana (180 g) o 180 g de cerezas negras ácidas (2 HC)
1 ^{1}/$_3$ cucharada de aceite de oliva virgen extra (4 G)

TENTEMPIÉ 1 BLOQUE
30 g de queso de Burgos (1 P)
170 g de fresas o 20 g de pan integral (1 HC)
1 nuez (1G)
Otra opción: 1 paquete de EnerZona 40-30-30, Tentempié Salado (1 bloque
entero)

CENA 4 BLOQUES
1 un bol grande de sopa minestrone con verduras variadas (1 HC)
140 g de ternera (4 P)
Achicoria de hoja verde (radicchio) (sin límite) (0) y tomates 300 g (1 HC)
180 g de uvas o 1 naranja (230 g) y 1 kiwi (100 g) (2 HC) o 2 melocotones
(300 g) y 3 albaricoques (130 g) (2 HC)
1 ^{1}/$_3$ cucharada de aceite de oliva virgen extra (4 G)

TENTEMPIÉ DE ÚLTIMA HORA 1 BLOQUE
200 g de leche semidesnatada o 200 g de yogur desnatado natural
(1 bloque entero)

DÍA 3

DESAYUNO 3 BLOQUES
1 sándwich con dos rodajas de pan preferiblemente integral o pan de cinco
   cereales (40 g total) y 60 g de relleno (jamón sin grasa y queso)
   (2 bloques enteros)
200 ml de leche semidesnatada o 4 galletas EnerZona (1 bloque entero)
Se puede añadir café o té (no incluir en los cálculos)

TENTEMPIÉ 1 BLOQUE
1 Snack EnerZona 40-30-30 (1 bloque entero)

COMIDA 4 BLOQUES
180 g de trucha (4 P)
Lechuga o achicoria (sin límite) (0)
330 g de coliflor (1 HC)
120 g de uvas o 240 g macedonia de frutas sin azúcar (2 HC)
120 ml de vino tinto o 300 g de espinacas (1 HC)
1 ⅓ cucharada de aceite de oliva virgen extra (4G)

TENTEMPIÉ 1 BLOQUE
35 g de queso Brie (1 P)
90 g de piña (1 HC)
8 piñones o 6 pistachos (1 G)

CENA 3 BLOQUES
1 huevo + 2 claras de huevo (2 P)
30 g atún (1 P)
Lechuga (sin límite) (0) y 300 g de tomates (1 HC)
1 manzana (90 g) y 1 kiwi (100 g) o 170 g de ciruelas rojas (2 HC)
1 cucharada de aceite de oliva virgen extra (3 G)

TENTEMPIÉ DE ÚLTIMA HORA 1 BLOQUE
200 ml de leche semidesnatada o 200 g de yogur desnatado natural
   (1 bloque entero)

DÍA 4

DESAYUNO 3 BLOQUES
160 g de requesón (ricotta italiana) (2 P)
180 g de manzana o 40 g de pan integral (2 HC)
200 ml de leche semidesnatada (1 bloque entero)
6 almendras o 2 nueces (2 G)
Se puede añadir café (no incluir en los cálculos)

TENTEMPIÉ 1 BLOQUE
30 g de salmón ahumado (1 P)
60 g de uvas (1 HC)
8 piñones (1 G)
Otra opción: 1 snack EnerZona 40-30-30 (1 bloque entero)

COMIDA 4 BLOQUES
120 g de jamón cocido (4 P)
200 g de pimientos rojos a la parrilla o 290 g de brócoli (1 HC)
1 mandarina (50 g) (1 HC)
1 manzana (180 g) o 2 melocotones (300 g) (2 HC)
1 ⅓ cucharada de aceite de oliva virgen extra (4 G)

TENTEMPIÉ 1 BLOQUE
30 g de mozarella (1 P)
100 ml de zumo de naranja o 100 g de pera (1 HC)
3 anacardos (1 G)

CENA 3 BLOQUES
90 g de ternera (3 P)
Lechuga o achicoria (sin límite) (0)
350 g de berenjena a la parrilla o 320 g de acelgas (1 HC)
1 pera (200 g) o un pomelo (290 g) (2 HC)
1 cucharada de aceite de oliva virgen extra (3 G)

TENTEMPIÉ DE ÚLTIMA HORA 1 BLOQUE
200 ml de leche semidesnatada o 200 g de yogur desnatado natural
    (1 bloque entero)

DÍA 5

DESAYUNO 2 BLOQUES
30 g de jamón cocido (1 P)
30 g de queso de Burgos (1 P)
40 g de pan integral o 200 g de pera (2 HC)
6 aceitunas o 12 pistachos (2 G)
Se puede añadir café o té o un poco de leche o un poco de café con leche
   (no incluir en los cálculos)
Otra opción: 1 EnerZona Instant Meal 40-30-30 con agua (2 bloques enteros)

TENTEMPIÉ 1 BLOQUE
80 g de requesón (1 P)
60 g de uvas (1 HC)
3 almendras (1 G)

COMIDA 4 BLOQUES
50 g de pasta (pesada en seco) con un poco de salsa (4 HC)
120 g de atún (4 P)
Lechuga (sin límite) (0)
1 ½ cucharada de aceite de oliva virgen extra (4 G)

TENTEMPIÉ 1 BLOQUE
200 g de yogur desnatado natural (1 bloque entero)
Otra opción: 1 paquete de EnerZona 40-30-30, Tentempié Salado
   (1 bloque entero)

CENA 4 BLOQUES
1 plato grande de sopa de verduras variadas (1 HC)
120 g de pollo (4 P)
20 g de pan integral (1 HC)
320 g de calabacines a la parrilla (½ HC)
180 g de macedonia de frutas sin azúcar (1 ½ HC)
1 ⅓ cucharadas de aceite de oliva virgen extra (4 G)

TENTEMPIÉ DE ÚLTIMA HORA 1 BLOQUE
30 g de queso de Burgos (1 P)
1 kiwi (100 g) o 100 ml de zumo de naranja (1 HC)
1 nuez (1 G)

DÍA 6

DESAYUNO 2 BLOQUES
60 g de jamón serrano (2 P)
1 manzana o 2 kiwis, o 40 g de pan integral (2 HC)
6 aceitunas o 12 pistachos (2 G)

TENTEMPIÉ 1 BLOQUE
35 g de queso Brie (1 P)
100 g de cerezas o 1 kiwi (100 g) (1 HC)
3 almendras (1 G)

COMIDA 4 BLOQUES
260 g de ensalada de pulpo con ajo y perejil (4 P)
100 g de patatas para la ensalada de pulpo (2 HC)
1 copa de vino (120 ml) (1 HC)
Lechuga (sin límite) (0)
1 ¹⁄₃ cucharada de aceite de oliva virgen extra (4 G)
3 albaricoques (130 g) o piña (90 g) o fresas (170 g) (1 HC)

TENTEMPIÉ 1 BLOQUE
100 g de naranja (1 HC)
30 g de jamon cocido (1P)
1 nuez (1G)

CENA 4 BLOQUES
Caldo de verduras, de pollo o de buey (sin límite) (0)
120 g de pavo (4 P)
Lechuga (sin límite) (0) y 300 g de tomates (1 HC)
160 g de cebollas o 120 g de zanahorias(1 HC)
1 manzana (180 g) o fresas (170 g) y 1 kiwi (100 g) (2 HC)
1 ¹⁄₃ cucharada de aceite de oliva virgen extra (4 G)

TENTEMPIÉ DE ÚLTIMA HORA 1 BLOQUE
200 ml de leche semidesnatada (1 bloque entero)

DÍA 7

DESAYUNO 2 BLOQUES
160 g de requesón (2 P)
40 g de pan integral (2 HC)
6 aceitunas o 2 nueces(2 G)

TENTEMPIÉ 1 BLOQUE
30 g de embutido de pavo o de pollo (1 P)
170 g de fresas o 1 kiwi (1 HC)
3 aceitunas (1 G)

COMIDA 4 BLOQUES
120 g de salmón ahumado (4 P)
200 g de pimientos (1 HC)
20 g de pan integral (1 HC)
Hinojo (sin límite) (0)
1 naranja (230 g), 1 manzana o 1 pera (2 HC)
1 ½ cucharada de aceite de oliva virgen extra (4 G)

TENTEMPIÉ 1 BLOQUE
60 g de queso fresco de cabra (1 P)
100 g de pera (1 HC)
3 aceitunas (1 G)

CENA 4 BLOQUES
300 g de tomate (1 HC)
20 g de pasta (1 HC)
30 g de dados de jamón para la ensalada (1 P)
30 g de queso de Burgos para la ensalada (1 P)
1 huevo (1 P)
30 g de atún en aceite escurrido para mezclar con la cebada (1 P)
2 melocotones (300 g) (2 HC)
1 ⅓ cucharada de aceite de oliva virgen extra) (4 G)

TENTEMPIÉ DE ÚLTIMA HORA 1 BLOQUE
200 g de yogur desnatado natural (1 bloque entero)

EJEMPLO DE DIETA DE 14 BLOQUES

DÍA 1

DESAYUNO 3 BLOQUES
240 g de requesón (ricotta italiana) (3 P)
3 nueces (3 G)
1 kiwi (100 g) (1 HC)
1 melocotón (300 g) o 40 g de pan integral (2 HC)
Se puede añadir café (no incluir en los cálculos)

TENTEMPIÉ 1 BLOQUE
30 g de salmón ahumado (1 P)
90 g de piña (1 HC)
1 nuez o 3 aceitunas (1G)

COMIDA 5 BLOQUES
200 g de gambas (4 P)
Lechuga (sin límite)
320 g de calabacines a la parrilla o 250 g de pepino (½ HC)
120 ml de vino tinto (1 HC)
300 g de macedonia de frutas sin azúcar (2 ½ HC)
1 ⅓ cucharada de aceite de oliva virgen extra (4 G)

TENTEMPIÉ 1 BLOQUE
80 g de requesón (1 P)
1 kiwi (100 g) o 140 g de frambuesas o 20 g de pan integral (1 HC)
3 aceitunas o 3 almendras o 1 nuez (1 G)
Otra opción: 4 EnerZona Galletas 40-30-30 (1 bloque entero)

CENA 4 BLOQUES
120 g de jamón cocido (4 P)
300 g de tomate (1 HC)
Hinojo o lechuga (sin límite) (0)
1 naranja (230 g) (2 HC) y 1 mandarina (50 g) (1 HC) o 3 albaricoques
   (130 g) (1 HC) o piña (90 g) (1 HC)
1 ⅓ cucharada de aceite de oliva virgen extra (4 G)

TENTEMPIÉ DE ÚLTIMA HORA 1 BLOQUE
200 ml de leche semidesnatada o 200 g de yogur desnatado natural
   (1 bloque entero)

DÍA 2

DESAYUNO 3 BLOQUES
200 g de yogur desnatado natural (1 bloque entero)
8 EnerZona Galletas 40-30-30 (2 bloques enteros)
Se puede añadir café o té, un poco de leche o un poco de café con leche (no incluir en los cálculos)
Otra opción: 1 EnerZona Instant Meal 40-30-30 con 150 ml de leche semidesnatada (3 bloques enteros)

COMIDA 5 BLOQUES
150 g de pollo (5 P)
Lechuga (sin límite) (0)
320 g de acelgas o 300 g de tomates (1 HC)
20 g de pan integral (1 HC)
1 manzana (180 g) o 180 g de cerezas negras ácidas (2 HC)
1 kiwi (1 HC)
1 ²/₃ cucharada de aceite de oliva virgen extra (5 G)

TENTEMPIÉ 1 BLOQUE
20 g de queso parmesano (1 P y 1 G)
170 g de fresas o 20 g de pan integral (1 C)
Otra opción: 1 paquete de EnerZona 40-30-30, Tentempié Salado (1 bloque entero)

CENA 4 BLOQUES
1 plato grande de sopa minestrone con verduras variadas (1 HC)
120 g de ternera (4 P)
Achicoria de hoja verde (radicchio) (sin límite) (0) y tomates 300 g (1 HC)
120 g de uvas o 1 naranja (115 g) y 1 kiwi (100 g) (2 HC) o 2 melocotones (150 g) y 3 albaricoques (130 g) (2 HC)
1 ¹/₃ cucharada de aceite de oliva virgen extra (4 G)

TENTEMPIÉ DE ÚLTIMA HORA 1 BLOQUE
200 ml de leche semidesnatada o 200 g de yogur desnatado natural (1 bloque entero)

DÍA 3

DESAYUNO 3 BLOQUES
1 sándwich con dos rebanadas de pan (preferiblemente integral o pan de
    cinco cereales, 40 g total) y 60 g de relleno (jamón sin grasa y queso)
    (2 bloques enteros)
200 ml de leche semidesnatada (1 bloque entero)
Se puede añadir café (no incluir en los cálculos)

TENTEMPIÉ 1 BLOQUE
1 snack EnerZona 40-30-30 (1 bloque entero)

COMIDA 5 BLOQUES
225 g de trucha (5 P)
Lechuga o achicoria (sin límite) (0) y acelgas 320 g (1 HC)
20 g de pan integral (1 HC)
120 g de uvas o 240 g de macedonia de frutas sin azúcar (2 HC)
120 ml de vino tinto (1 HC)
1 ⅔ cucharada de aceite de oliva virgen extra (5 G)

TENTEMPIÉ 1 BLOQUE
45 g de queso feta (1 P)
90 g de piña (1 HC)
8 piñones o 6 pistachos (1 G)

CENA 3 BLOQUES
1 huevo + 2 claras de huevo (2 P)
30 g de queso de Burgos (1 P)
Lechuga (sin límite) (0) y 300 g de tomates (1 HC)
1 manzana (120 g) y 1 kiwi (100 g) o 170 g de ciruelas rojas (2 HC)
1 cucharada de aceite de oliva virgen extra (3 G)

TENTEMPIÉ DE ÚLTIMA HORA 1 BLOQUE
200 ml de leche semidesnatada o 200 g de yogur desnatado natural
    (1 bloque entero)

DÍA 4

DESAYUNO 3 BLOQUES
160 g de requesón (ricotta italiana) (2 P)
180 g de manzana (2 HC)
200 ml de leche semidesnatada (1 bloque entero)
6 almendras o 2 nueces (2 G)
Se puede añadir café (no incluir en los cálculos)

TENTEMPIÉ 1 BLOQUE
30 g de salmón ahumado (1 P)
2 galletas saladas (1 HC)
8 piñones (1 G)
Otra opción: 1 snack EnerZona 40-30-30 (1 bloque entero)

COMIDA 4 BLOQUES
120 g de jamón cocido (4P)
200 g de pimientos rojos a la parrilla o 290 g de brócoli (1 HC)
1 kiwi (100 G) (1 HC), 1 manzana (180 g) o 2 melocotones (300 g) (2 HC)
1 ⅓ cucharada de aceite de oliva virgen extra (4 G)

TENTEMPIÉ 1 BLOQUE
30 g de mozarella (1 P)
100 g de naranja o 100 g de pera (1 HC)
3 almendras o 1 nuez (1 G)

CENA 4 BLOQUES
120 g de ternera (4 P)
Lechuga o achicoria (sin límite) (0)
350 g de berenjena a la parrilla o 320 g de acelgas (1 HC)
1 pera 200 g o un pomelo 290 g (2 HC)
1 kiwi (100 g) (1 HC)
1 ⅓ cucharada de aceite de oliva virgen extra (4G)

TENTEMPIÉ DE ÚLTIMA HORA 1 BLOQUE
200 ml de leche semidesnatada o 200 g de yogur desnatado natural
   (1 bloque entero)

DÍA 5

DESAYUNO 3 BLOQUES
30 g de jamón serrano (1 P)
60 g de queso de Burgos (1 P)
40 g de pan integral (2 HC)
1 kiwi (100 g) (1 HC)
9 aceitunas o 18 pistachos (3 G)
Se puede añadir café o té o un poco de leche o un poco de café con leche
   (no incluir en los cálculos)
Otra opción: 1 EnerZona Instant Meal 40-30-30 con 150 ml de leche
   semidesnatada (3 bloques enteros)

TENTEMPIÉ 1 BLOQUE
80 g de requesón (1 P)
60 g de uvas (1 HC)
3 almendras (1 G)

COMIDA 4 BLOQUES
50 g de pasta (pesada en seco) con un poco de salsa (4 HC)
120 g de atún (4 P)
Lechuga (sin límite) (0)
1 ⅓ cucharada de aceite de oliva virgen extra (4 G)

TENTEMPIÉ 1 BLOQUE
200 g de yogur desnatado natural (1 bloque entero)
Otra opción: 1 paquete de EnerZona 40-30-30, Tentempié Salado
   (1 bloque entero)

CENA 4 BLOQUES
1 plato grande de sopa de verduras variadas (1 HC)
120 g de pollo (4 P)
20 g de pan integral (1 HC)
320 g de calabacines a la parrilla (½ HC)
180 g de macedonia de frutas sin azúcar (1 ½ HC)
1 ⅓ cucharada de aceite de oliva virgen extra (4 G)

TENTEMPIÉ DE ÚLTIMA HORA 1 BLOQUE
20 g de queso parmesano (1 P y 1 G)
1 kiwi o 100 ml de zumo de naranja (1 HC)

DÍA 6

DESAYUNO 2 BLOQUES
60 g de jamón cocido (2 P)
1 manzana (180 g) o 2 kiwis (200 g) o 40 g de pan integral (2 HC)
6 aceitunas o 12 pistachos (2 G)
200 g de yogur desnatado natural o 4 galletas EnerZona (1 bloque entero)

TENTEMPIÉ 1 BLOQUE
20 g de queso parmesano (1 P y 1 G)
100 g de cerezas o 1 kiwi (100 g) o 2 galletas saladas (1 HC)

COMIDA 4 BLOQUES
200 g de ensalada de pulpo con ajo y perejil (5 P)
80 g de patatas para la ensalada de pulpo (2 HC)
20 g de pan integral (1 HC)
Lechuga (sin límite) (0)
6 albaricoques (260 g) o piña (180 g) (2 HC)
1 ⅓ cucharada de aceite de oliva virgen extra (4 G)

TENTEMPIÉ 1 BLOQUE
100 g de kiwi (1 HC)
30 g de jamón serrano (1P)
1 nuez (1G)

CENA 4 BLOQUES
Caldo de verduras, de pollo o de buey (sin límite) (0)
160 g de pavo (4 P)
Lechuga (sin límite) (0) y 300 g de tomates (1 HC)
20 g de pan integral (1 HC)
1 manzana (180 g) o fresas (170 g) y 1 kiwi (100 g) (2 HC)
1 ½ cucharada de aceite de oliva virgen extra (4 G)

TENTEMPIÉ DE ÚLTIMA HORA 1 BLOQUE
200 ml de leche semidesnatada o 1 bolsita MiniRock EnerZona
    (1 bloque entero)

DÍA 7

DESAYUNO 2 BLOQUES
160 g de requesón (2 P)
40 g de pan integral (2 HC)
6 aceitunas (2 G)

TENTEMPIÉ 1 BLOQUE
30 g de embutido de pavo o de pollo (1 P)
170 g de fresas o 1 kiwi (1 HC)
3 aceitunas (1 G)

COMIDA 5 BLOQUES
150 g de sardinas (5 P)
200 g de pimientos (1 HC)
160 g de cebollas (1 HC)
Hinojo (sin límite) (0)
1 kiwi (100 g) (1 HC)
1 naranja (230 g), 1 manzana o 1 pera (2 HC)
1 ⅔ cucharada de aceite de oliva virgen extra (5 G)

TENTEMPIÉ 1 BLOQUE
75 g de queso cremoso *light* (1 P)
20 g de pan integral (1 HC)
3 aceitunas (1 G)

CENA 4 BLOQUES
Ensalada de cebada con 40 g de cebada pelada (2 HC)
30 g de dados de jamón para la ensalada (1 P)
25 g de dados de queso Emmental para la ensalada (1 P y 1 G)
1 huevo (1 P)
30 g de atún en aceite escurrido para mezclar con la cebada (1 P)
2 melocotones (300 g) (2 HC)
Un poco menos de 1 cucharada de aceite de oliva virgen extra (4,5 g) (3 G)

TENTEMPIÉ DE ÚLTIMA HORA 1 BLOQUE
200 g de yogur desnatado natural (1 bloque entero)

EJEMPLO DE DIETA DE 15 BLOQUES

DÍA 1

DESAYUNO 3 BLOQUES
240 g de requesón (ricotta italiana) (3 P)
3 nueces (3 G)
1 kiwi (100 g) (1 HC)
1 melocotón (150 g) (2 HC)
Se puede añadir café (no incluir en los cálculos)
Otra opción: 1 sobre Instant Meal EnerZona con 150 ml de leche
semidesnatada (3 bloques enteros)

TENTEMPIÉ 1 BLOQUE
30 g de salmón ahumado (1 P)
90 g de piña (1 HC)
1 nuez o 3 almendras (1 G)

COMIDA 5 BLOQUES
250 g de gambas (5 P)
Lechuga (sin límite)
320 g de calabacines a la parrilla o 250 g de pepino (½ HC)
350 g de berenjena asada (1 HC)
120 ml de vino tinto (1 HC)
300 g de macedonia de frutas sin azúcar (2 ½ HC)
1 ²/₃ cucharada, de aceite de oliva virgen extra (5 G)

TENTEMPIÉ 2 BLOQUES
80 g de requesón (1 P)
1 kiwi (100 g) o 140 g de frambuesas o 20 g de pan integral (1 HC)
3 aceitunas o 3 almendras o 1 nuez (1 G)
1 bolsita de EnerZona MiniRock 40-30-30 (1 bloque entero)

CENA 4 BLOQUES
120 g de jamón cocido (4 P)
300 g de tomates (1 HC)
Hinojo o lechuga (sin límite) (0)
1 naranja (230 g) (2 HC) y 2 mandarinas (100 g) (2 HC) o 6 albaricoques
(260 g) (2 HC) o piña (180 g) (2 HC)
1 ²/₃ cucharada de aceite de oliva virgen extra (4 G)

TENTEMPIÉ DE ÚLTIMA HORA 1 BLOQUE
200 ml de leche semidesnatada o 200 g de yogur desnatado natural (1 bloque entero)

DÍA 2

DESAYUNO 4 BLOQUES
200 g de yogur desnatado natural (1 bloque entero)
8 EnerZona Galletas 40-30-30 (2 bloques enteros)
1 Enerzona Snack 40-30-30 (1 bloque entero)
Se puede añadir café o té, un poco de leche o un poco de café con leche
    (no incluir en los cálculos)

COMIDA 5 BLOQUES
150 g de pollo (5 P)
Lechuga (sin límite) (0)
320 g de acelgas o 300 g de tomates (1 HC)
20 g de pan integral (1 HC)
1 manzana (180 g) o 180 g de cerezas negras ácidas (2 HC)
1 kiwi (1 HC)
1 ¾ cucharada de aceite de oliva virgen extra (5 G)

TENTEMPIÉ 1 BLOQUE
30 g de queso de Burgos (1 P)
170 g de fresas o 115 g de naranja (1 HC)
1 nuez o 3 almendras (1 G)
Otra opción: 1 paquete de EnerZona 40-30-30, Tentempié Salado
    (1 bloque entero)

CENA 4 BLOQUES
1 plato grande de sopa minestrone con verduras variadas (1 HC)
120 g de ternera (4 P)
Achicoria de hoja verde (radicchio) (sin límite) (0) y acelgas (320 g) (1 HC)
120 g de uvas o 1 naranja (115 g) y 1 kiwi (2 HC) o 2 melocotones (150 g) y
    3 albaricoques (130 g) (2 HC)
1 ½ cucharada de aceite de oliva virgen extra (4 G)

TENTEMPIÉ DE ÚLTIMA HORA 1 BLOQUE
200 ml de leche semidesnatada o 200 g de yogur desnatado natural
    (1 bloque entero)

DÍA 3

DESAYUNO 3 BLOQUES
1 sándwich con dos rodajas de pan preferiblemente integral o pan de cinco
    cereales (40 g total) y 60 g de relleno (jamón sin grasa y queso)
    (2 bloques enteros)
200 ml de leche semidesnatada (1 bloque entero)
Se puede añadir café (no incluir en los cálculos)
Otra opción: 1 EnerZona Instant Meal 40-30-30 con 150 ml de leche
    semidesnatada

TENTEMPIÉ 1 BLOQUE
1 snack EnerZona 40-30-30 (1 bloque entero)

COMIDA 5 BLOQUES
225 g de trucha (5 P)
Lechuga o achicoria (sin límite) (0) y tomates (300 g) (1 HC)
20 g de pan integral (1 HC)
120 g de uvas o 240 g de macedonia de frutas sin azúcar (2 HC)
120 ml de vino tinto (1 HC)
1 ²/₃ cucharada de aceite de oliva virgen extra (5 G)

TENTEMPIÉ 1 BLOQUE
30 g de queso de Burgos (1 P)
90 g de piña (1 HC)
8 piñones o 6 pistachos (1 G)

CENA 4 BLOQUES
2 huevos + 2 claras de huevo (3 P)
20 g de queso parmesano (1 P)
Lechuga (sin límite) (0)
270 g de espárragos (1 HC)
1 manzana (180 g) y 1 kiwi (100 g) o 255 g de ciruelas rojas (3 HC)
1 ¹/₃ cucharada de aceite de oliva virgen extra (4 G)

TENTEMPIÉ DE ÚLTIMA HORA 1 BLOQUE
200 ml de leche semidesnatada o 200 g de yogur desnatado natural
    (1 bloque entero)

DÍA 4

DESAYUNO 3 BLOQUES
160 g de requesón (ricotta italiana) (2 P)
180 g de manzana (2 HC)
200 ml de leche semidesnatada (1 bloque entero)
6 almendras o 2 nueces (2 G)
Se puede añadir café (no incluir en los cálculos)

TENTEMPIÉ 1 BLOQUE
30 g de salmón ahumado (1 P)
2 galletas saladas (1 HC)
8 piñones (1 G)
Otra opción: 1 snack EnerZona 40-30-30 (1 bloque entero)

COMIDA 5 BLOQUES
125 g de jamón (5 P)
200 g de pimientos rojos a la parrilla o 290 g de brócoli (1 HC)
20 g de pan integral (1 HC)
1 manzana (180 g) o 2 melocotones (300 g) (2 HC)
1 ²/₃ cucharada de aceite de oliva virgen extra (5 G)

TENTEMPIÉ 1 BLOQUE
30 g de mozarella (1 P)
100 g de kiwi o 100 g de pera (1 HC)
3 anacardos o 1 nuez (1 G)

CENA 4 BLOQUES
150 g de ternera (4 P)
Lechuga o achicoria (sin límite) (0)
350 g de berenjena a la parrilla o 320 g de acelgas (1 HC)
1 pera (200 g) o un pomelo (290 g) (2 HC)
1 kiwi (100 g) (1 HC)
1 ¹/₃ cucharada de aceite de oliva virgen extra (4 G)

TENTEMPIÉ DE ÚLTIMA HORA 1 BLOQUE
200 ml de leche semidesnatada o 200 g de yogur desnatado natural
   (1 bloque entero)

DÍA 5

DESAYUNO 3 BLOQUES
60 g de jamón cocido (2 P)
30 g de queso bajo en grasa (1 P)
40 g de pan integral (2 HC)
3 albaricoques (130 g) (1 HC)
9 aceitunas o 18 pistachos (3 G)
Se puede añadir café o té o un poco de leche o un poco de café con leche (no
    incluir en los cálculos)
Otra opción: 1 EnerZona Instant Meal 40-30-30 con 150 ml de leche
    semidesnatada (3 bloques enteros)

TENTEMPIÉ 1 BLOQUE
80 g de requesón (1 P)
60 g de uvas (1 HC)
3 almendras (1 G)

COMIDA 5 BLOQUES
50 g de pasta (pesada en seco) con un poco de salsa (4 HC)
150 g de atún (5 P)
Lechuga (sin límite) (0) y acelgas 300 g (1 HC)
1 ²/₃ cucharada de aceite de oliva virgen extra (5 G)

TENTEMPIÉ 1 BLOQUE
200 g de yogur desnatado natural (1 bloque entero)
Otra opción: 1 paquete de EnerZona 40-30-30, Tentempié Salado
    (1 bloque entero)

CENA 4 BLOQUES
1 plato grande de sopa de verduras variadas (1 HC)
120 g de pollo (4 P)
20 g de pan integral (1 HC)
320 g de calabacines a la parrilla (½ HC)
180 g de macedonia de frutas sin azúcar (1 ½ HC)
1 ¹/₃ cucharada de aceite de oliva virgen extra (4 G)

TENTEMPIÉ DE ÚLTIMA HORA 1 BLOQUE
20 g de queso parmesano (1 P)
1 kiwi o 100 ml de zumo de naranja (1 HC)
1 nuez o 3 almendras (1 G)

DÍA 6

DESAYUNO 3 BLOQUES
90 g de jamón cocido (3 P)
1 manzana (180 g) y 1 kiwi (200 g) (3 HC)
9 aceitunas o 18 pistachos (3 G)

TENTEMPIÉ 1 BLOQUE
30 g de queso de Burgos (1 P)
100 g de cerezas o 1 kiwi (100 g) o 2 galletas saladas (1 HC)
3 almendras (1 G)

COMIDA 5 BLOQUES
325 g de ensalada de pulpo con ajo y perejil (5 P)
100 g de patatas para la ensalada de pulpo (2 HC)
100 g de kiwi (1 HC)
Lechuga (sin límite) (0)
6 albaricoques (260 g) o piña (180 g) (2 HC)
1 ²/₃ cucharada de aceite de oliva virgen extra (5 G)

TENTEMPIÉ 1 BLOQUE
1 pera (100 g) (1 HC)
30 g de jamón serrano (1 P)
1 nuez o 3 almendras (1 G)
Otra opción: 1 bolsita MiniRock 40-30-30 (1 bloque entero)

CENA 4 BLOQUES
Caldo de verduras, de pollo o de buey (sin límite) (0)
120 g de pavo (4 P)
Lechuga (sin límite) (0)
200 g de pimientos asados (1 HC)
300 g de tomates (1 HC)
1 manzana (180 g) o fresas (170 g) y 1 kiwi (100 g) (2 HC)
1 ¹/₃ cucharada de aceite de oliva virgen extra (4 G)

TENTEMPIÉ DE ÚLTIMA HORA 1 BLOQUE
200 ml de leche semidesnatada (1 bloque entero)

DÍA 7

DESAYUNO 2 BLOQUES
60 g de jamón serrano (2 P)
40 g de pan integral o pera (200 g) (2 HC)
6 almendras o 2 nueces (2 G)

TENTEMPIÉ 1 BLOQUE
30 g de embutido de pavo o de pollo (1 P)
170 g de fresas o 1 kiwi (1 HC)
3 aceitunas (1 G)

COMIDA 5 BLOQUES
150 g de sardinas (5 P)
400 g de pimientos (2 HC)
160 g de cebollas (1 HC)
Hinojo (sin límite) (0)
1 naranja (230 g) o 1 manzana (180 g) o 1 pera (200 g) (2 HC)
1 ²/₃ cucharada de aceite de oliva virgen extra (5 G)

TENTEMPIÉ 1 BLOQUE
30 g de queso bajo en grasa (1 P)
20 g de pan integral o 100 g de pera (1 HC)
3 aceitunas o 3 almendras (1 G)

CENA 5 BLOQUES
Ensalada de cebada con 40 g de cebada pelada (2 HC)
30 g de dados de jamón para la ensalada (1 P)
60 g de dados de queso mozzarella bajo en grasa para la ensalada (2 P)
1 huevo (1 P)
30 g de atún en aceite escurrido para mezclar con la cebada (1 P)
2 melocotones (300 g) (2 HC) y 3 albaricoques (1 HC) o 1 naranja (230 g)
     (2 HC) y 1 kiwi (100g) (1HC)
1 ²/₃ cucharada de aceite de oliva virgen extra (5 G)

TENTEMPIÉ DE ÚLTIMA HORA 1 BLOQUE
200 g de yogur desnatado natural (1 bloque entero)

EJEMPLO DE DIETA DE 16 BLOQUES

DÍA 1

DESAYUNO 4 BLOQUES
200 ml de leche semidesnatada (1 bloque entero)
240 g de requesón (ricotta italiana) (3 P)
3 nueces (3 G)
1 kiwi (1 HC)
1 melocotón (300 g) (2 HC)
Se puede añadir café (no incluir en los cálculos)

COMIDA 5 BLOQUES
225 g de gambas (5 P)
Lechuga (sin límite) (0)
320 g de calabacines a la parrilla o 250 g de pepino (½ HC)
20 g de pan integral (1 HC)
120 ml de vino tinto (1 HC)
300 g de macedonia de frutas sin azúcar (2 ½ HC)
1 ⅔ cucharada de aceite de oliva virgen extra (5 G)

TENTEMPIÉ 1 BLOQUE
80 g de requesón bajo en grasa (1 P)
1 kiwi (100 g) o 140 g de frambuesas o 20 g de pan integral (1 HC)
3 aceitunas o 3 almendras o 1 nuez (1 G)
Otra opción: 1 bolsita de EnerZona MiniRock 40-30-30 (1 bloque entero)

CENA 5 BLOQUES
150 g de jamón cocido (5 P)
300 g de tomates (1 HC)
Hinojo o lechuga (sin límite) (0)
1 naranja (230 g) (2 HC) y 2 mandarinas (100 g) (2 HC) o 6 albaricoques
   (260 g) (2 HC) y piña (180 g) (2 HC)
1 ⅔ cucharada de aceite de oliva virgen extra (5 G)

TENTEMPIÉ DE ÚLTIMA HORA 1 BLOQUE
200 ml de leche semidesnatada o 200 g de yogur desnatado natural
   (1 bloque entero)

DÍA 2

DESAYUNO 4 BLOQUES
200 g de yogur desnatado natural (1 bloque entero)
8 EnerZona Galletas 40-30-30 (2 bloques enteros)
1 Enerzona Snack 40-30-30 (1 bloque entero)
Se puede añadir café o té, un poco de leche o un poco de café con leche
    (no incluir en los cálculos)

COMIDA 5 BLOQUES
150 g de pollo (5 P)
Lechuga (sin límite) (0)
320 g de acelgas o 300 g de tomates (1 HC)
20 g de pan integral (1 HC)
1 manzana (180 g) o 180 g de cerezas negras ácidas (2 HC)
1 kiwi (1 HC)
1 ²/₃ cucharada de aceite de oliva virgen extra (5 G)

TENTEMPIÉ 1 BLOQUE
30 g de queso de Burgos (1 P)
170 g de fresas o 100 g de pera (1 HC)
1 nuez (1HC)
Otra opción: 1 paquete de EnerZona 40-30-30, Tentempié Salado
    (1 bloque entero)

CENA 5 BLOQUES
1 plato grande de sopa minestrone con verduras variadas (1 HC)
150 g ternera (5 P)
330 g de coliflor (1 HC)
Achicoria de hoja verde (radicchio) (sin límite) (0) y tomates (300 g)
    (1 HC)
120 g de uvas o 1 naranja (115 g) y 1 kiwi (100 G) (2 HC) o 2 melocotones
    (150 g) y 3 albaricoques (130 g) (2 HC)
1 ²/₃ cucharada de aceite de oliva virgen extra (5 G)

TENTEMPIÉ DE ÚLTIMA HORA 1 BLOQUE
200 ml de leche semidesnatada o 200 g de yogur desnatado natural
    (1 bloque entero)

DÍA 3

DESAYUNO 3 BLOQUES
1 sándwich con dos rebanadas de pan preferiblemente integral o pan de
  cinco cereales (40 g total) y 60 g de relleno (jamón sin grasa y queso)
  (2 bloques enteros)
200 ml de leche semidesnatada o 4 galletas EnerZona (1 bloque entero)
Se puede añadir café (no incluir en los cálculos)
Otra opción: 1 EnerZona Instant Meal 40-30-30 con 150 ml de leche
  semidesnatada (3 bloques enteros)

TENTEMPIÉ 1 BLOQUE
1 snack EnerZona 40-30-30 (1 bloque entero)

COMIDA 5 BLOQUES
225 g de trucha (5 P)
Lechuga o achicoria (sin límite) (0) y berenjena a la parrilla (350 g) (1 HC)
20 g de pan integral (1 HC)
120 g de uvas o 240 g de macedonia de frutas sin azúcar (2 HC)
120 ml de vino tinto (1 HC)
1 ²/₃ cucharada de aceite de oliva virgen extra (5 G)

TENTEMPIÉ 1 BLOQUE
30 g de queso de Burgos (1 P)
90 g de piña (1 HC)
8 piñones o 6 pistachos (1 G)

CENA 5 BLOQUES
1 huevo + 2 claras de huevo (3P)
60 g de jamón cocido (2P)
Lechuga (sin límite) (0) y 300 g de tomates (1 HC)
1 manzana (180 g) y 2 kiwis (200 g) o 340 g de ciruelas rojas (4 HC)
1 ²/₃ cucharada de aceite de oliva virgen extra (5 G)

TENTEMPIÉ DE ÚLTIMA HORA 1 BLOQUE
200 ml de leche semidesnatada o 200 g de yogur desnatado natural
  (1 bloque entero)

DÍA 4

DESAYUNO 3 BLOQUES
160 g de requesón (ricotta italiana) (2 P)
180 g de manzana (2 HC)
200 ml de leche semidesnatada (1 bloque entero)
6 almendras o 2 nueces (2 G)
Se puede añadir café (no incluir en los cálculos)

TENTEMPIÉ 1 BLOQUE
30 g de salmón ahumado (1 P)
90 g de piña (1 HC)
8 piñones (1 G)
Otra opción: 1 bolsita EnerZona MiniRock 40-30-30 (1 bloque entero)

COMIDA 5 BLOQUES
150 g de jamón cocido (5 P)
200 g de pimientos rojos a la parrilla o 290 g de brócoli (1 HC)
20 g de pan integral (1 HC)
1 manzana (180 g) o 2 melocotones (300 g) (2 HC)
1 kiwi (1 HC)
1 2/3 cucharada de aceite de oliva virgen extra (5 G)

TENTEMPIÉ 1 BLOQUE
30 g de mozzarella (1 P)
100 g de pera (1 HC)
3 anacardos o 1 nuez (1 G)

CENA 5 BLOQUES
175 g de buey (5 P)
Lechuga o achicoria (sin límite) (0)
350 g de berenjena a la parrilla o 320 g de acelgas (2HC)
1 pera (200 g) (2 HC) y 1 kiwi (100 g) (1 HC) o un pomelo (290 g) y 1 kiwi
    (100 g) (3 HC)
1 2/3 cucharada de aceite de oliva virgen extra (5 G)

TENTEMPIÉ DE ÚLTIMA HORA 1 BLOQUE
200 ml de leche semidesnatada o 200 g de yogur desnatado natural
    (1 bloque entero)

DÍA 5

DESAYUNO 3 BLOQUES
60 g de jamón cocido (2 P)
75 g de queso bajo en grasa (1 P)
40 g de pan integral (2 HC)
3 albaricoques (130 g) o 60 g de uvas (1 HC)
9 aceitunas o 18 pistachos (3 G)
Se puede añadir café o té o un poco de leche o un poco de café con leche
   (no incluir en los cálculos)

TENTEMPIÉ 1 BLOQUE
35 g de queso Brie (1 P)
100 g de pera (1 HC)
3 almendras (1 G)

COMIDA 5 BLOQUES
50 g de pasta (pesada en seco) con un poco de salsa (4 HC)
150 g de atún (5 P)
Lechuga (sin límite) (0) y berenjenas a la parrilla 350 g (1 HC)
1 ²/₃ cucharada de aceite de oliva virgen extra (5 G)

TENTEMPIÉ 1 BLOQUE
200 g de yogur desnatado natural (1 bloque entero)
Otra opción: 1 paquete de EnerZona 40-30-30, Tentempié Salado
   (1 bloque entero)

CENA 5 BLOQUES
1 plato grande de sopa de verduras variadas (1 HC)
150 g de pollo (5 P)
40 g de pan integral (1 HC)
320 g de calabacines a la parrilla (½ HC)
300 g de macedonia de frutas sin azúcar (2 ½ HC)
1 ¾ cucharada de aceite de oliva virgen extra (5 G)

TENTEMPIÉ DE ÚLTIMA HORA 1 BLOQUE
60 g de queso de cabra (1 P)
1 kiwi (100 g) (1 HC)
1 nuez o 3 almendras (1G)

DÍA 6

DESAYUNO 3 BLOQUES
90 g de jamón cocido (3 P)
1 manzana (180 g) y 1 kiwi (100 g) (3 HC)
9 aceitunas o 18 pistachos (3 G)

TENTEMPIÉ 1 BLOQUE
30 g de queso de Burgos (1 P)
100 g de cerezas o 1 kiwi (100 g) (1 HC)
1 nuez o 3 almendras (1 G)

COMIDA 5 BLOQUES
325 g de ensalada de pulpo con ajo y perejil (5 P)
100 g de patatas para la ensalada de pulpo (2 HC)
20 g de pan integral (1 HC)
Lechuga (sin límite) (0)
6 albaricoques (260 g) o piña (180 g) (2 HC)
1 ²/₃ cucharada de aceite de oliva virgen extra (5 G)

TENTEMPIÉ 1 BLOQUE
30 g de jamón cocido (1P)
1 kiwi (100 G) (1 HC)
1 nuez o 3 aceitunas (1 G)
Otra opción: 1 bolsita de EnerZona MiniRock 40-30-30 (1 bloque entero)

CENA 5 BLOQUES
Caldo de verduras, de pollo o de buey (sin límite) (0)
150 g de pavo (5 P)
Lechuga (sin límite) (0)
20 g de pan integral (1 HC)
300 g de tomates (1 HC)
1 manzana (180 g) y 1 mandarina (50 g) (3 HC) o fresas (170 g) y 2 kiwis
    (200 g) (3 HC)
1 ²/₃ cucharada de aceite de oliva virgen extra (5 G)

TENTEMPIÉ DE ÚLTIMA HORA 1 BLOQUE
200 ml de leche semidesnatada (1 bloque entero)

DÍA 7

DESAYUNO 3 BLOQUES
60 g de queso de Burgos (2 P)
30 g de jamón cocido (1 P)
40 g de pan integral (2 HC)
1 kiwi (1 HC)
9 aceitunas (3 G)

TENTEMPIÉ 1 BLOQUE
30 g de embutido de pavo o de pollo (1 P)
170 g de fresas o 1 kiwi (1 HC)
3 aceitunas o 1 nuez(1 G)

COMIDA 5 BLOQUES
150 g de sardinas (5 P)
400 g de pimientos (2 HC)
160g de cebollas (1 HC)
Hinojo (sin límite) (0)
1 naranja (230 g) o 1 manzana (180 g) o 1 pera (200 g) (2 HC)
1 ²/₃ cucharada de aceite de oliva virgen extra (5 G)

TENTEMPIÉ 1 BLOQUE
30 g de queso de Burgos (1 P)
100 g de pera (1 HC)
3 aceitunas o 1 nuez (1 G)

CENA 5 BLOQUES
Ensalada de cebada con 40 g de cebada pelada (2 HC)
30 g de dados de jamón para la ensalada (1 P)
60 g de dados de queso mozzarella bajo en grasa para la ensalada (2 P)
1 huevo (1 P)
30 g de atún en aceite escurrido para mezclar con la cebada (1 P)
2 melocotones (300 g) (2 HC) y 3 albaricoques (1 HC) o 1 naranja (115 g) y
    2 kiwis (200 g) (3 HC)
1 ²/₃ cucharada de aceite de oliva virgen extra (5 G)

TENTEMPIÉ DE ÚLTIMA HORA
200 g de yogur desnatado natural (1 bloque entero)

En nuestra página web www.enerzona.net encontrarás el listado de profesionales que han recibido formación en la Dieta de la Zona y que podrán ofrecerte toda la ayuda que necesites para seguir la Dieta de la Zona. También encontrarás los puntos de venta más próximos a tu domicilio. Para cualquier consulta u otros temas relacionados contactar con info@enerzona.net.

Preguntas más frecuentes

¿Por qué he de tomar hidratos de carbono y proteínas en cada comida?

Lo que nos engorda y no nos deja adelgazar es el exceso de insulina. Para evitar que el nivel de insulina suba demasiado en una comida hemos de mantener el equilibrio entre los hidratos de carbono y las proteínas. El equilibrio correcto entre proteínas e hidratos de carbono en una comida proporciona el equilibrio de la insulina para que no sintamos la sensación de hambre en las siguientes 4 o 6 horas.

¿Por qué es tan importante el horario de las comidas?

Ni siquiera la comida más equilibrada dentro de la Zona puede estabilizar los niveles de insulina durante más de seis horas. El mejor momento para comer es cuando no tenemos hambre, y, por consiguiente, no es tan probable que nos excedamos en el consumo de hidratos de carbono y de calorías. Por eso nunca debemos pasar más de 5 horas sin tomar una comida o un tentempié en la Zona. Una comida en la Zona controlará tu apetito de 4 a 6 horas y un tentempié en la Zona lo controlará de 2 a 3 horas. La falta de apetito o de apetencia por los hidratos de carbono, así como la claridad mental son buenos indicadores de que la última comida te ha situado en la Zona.

¿Es la Dieta de la Zona una dieta rica en proteínas?

No, porque comes más hidratos de carbono que proteínas. Además, es una dieta adecuada en proteínas porque distribuyes uniformemente a lo largo del día tu necesidad de proteínas. La cantidad correcta de proteínas de alta calidad para la mujer tipo es 90 g de un alimento proteico en cada comida, lo que le aportará unos 20 g de aminoácidos, y 120 g de alimento proteico para el hombre tipo, lo que le aportará unos 30 g de aminoácidos en cada comida. (Las diferencias de peso en los alimentos que contienen proteínas [carne o pescado] y la cantidad de aminoácidos que contienen se debe al contenido de agua de los alimentos proteicos.) Los dos tentempiés deben aportar unos 14 g de proteínas, lo que supone unos 7 g de aminoácidos. Estas cantidades no pueden considerarse excesivas y de hecho son lo que casi todo dietista recomendaría en cualquier programa de alimentación saludable.

¿Puede la Dieta de la Zona provocar osteoporosis?

La Dieta de la Zona es una dieta adecuada en proteínas, dado que aporta pequeñas dosis de proteína a lo largo del día de una manera equilibrada. Nadie debería tomar más proteínas de lo que necesita su cuerpo para mantenerse, ni tampoco menos de la dosis necesaria para evitar el mal funcionamiento de los músculos y del sistema inmunitario. La Dieta de la Zona no sólo aporta las dosis adecuadas de proteínas, sino que estas cantidades se subdividen al menos en tres comidas y dos tentempiés. Es como si te fueran administrando proteínas vía intravenosa a lo largo del día. Las últimas investigaciones demuestran que la incidencia de fracturas en las mujeres que toman dosis superiores de proteínas es un 70% inferior al de las que toman menos de 75 g de aminoácidos al día.

No tengo sobrepeso. ¿Por qué necesito seguir la Dieta de la Zona?

La Dieta de la Zona no es una dieta de adelgazamiento. Es un programa de control hormonal de por vida para reducir la inflamación silenciosa. La pérdida del exceso de grasa corporal no es más que un efecto favorable. La razón realmente importante para seguir la Dieta de la Zona es que es el único plan dietético que se ha demostrado que invierte el proceso de envejecimiento porque reduce las calorías sin que pasemos hambre. Aunque esta dieta originalmente fue diseñada para personas con problemas cardiovasculares, su eficacia ha sido sobradamente demostrada con los atletas de élite. Entre esos dos extremos se encuentran el resto de las personas. Si consideras que estás en tu peso ideal y lo que deseas es gozar de mayor claridad mental, tener mayor rendimiento y vivir más tiempo, la Dieta de la Zona es lo que necesitas.

Soy vegetariano. ¿Cómo puedo seguir esta dieta?

Simplemente añade alimentos vegetales ricos en proteínas a tu dieta actual para mantener la proporción correcta de proteínas e hidratos de carbono. Las mejores opciones son el tofu y la proteína de soja en polvo. La nueva generación de sustitutos de la carne hechos de soja (salchichas, hamburguesas, etc.) son otra forma excelente de transformar una dieta vegetariana rica en hidratos de carbono en una Dieta de la Zona vegetariana. Las fuentes de proteínas vegetales tradicionales como las legumbres, poseen una dosis muy elevada de hidratos de carbono por la cantidad de proteínas que aportan. Ésa es la razón por la que es imposible contar sólo con ellas para lograr la proporción deseada de proteínas e hidratos de carbono para equilibrar las hormonas.

¿Pueden los niños seguir la Dieta de la Zona?
Es una dieta ideal para niños puesto que ellos necesitan más si cabe estar en la Zona que los adultos. El niño tipo antes de la adolescencia (niño o niña) necesita aproximadamente quince gramos de aminoácidos por comida, junto con la cantidad apropiada de hidratos de carbono y grasas. Después de la pubertad, los niños han de comer igual que los adultos. La fuente de proteína que gusta a prácticamente todos los niños es el queso. Aunque sea un poco alto en grasas saturadas es una buena forma de que tomen más proteínas además de la carne, el pescado, etc. Lo difícil para los padres es conseguir que sus hijos coman frutas y verduras en lugar de pan y pasta.

¿Qué hago si me desvío o cometo un error?
No te preocupes: sólo has salido temporalmente de la Zona. Puedes volver a la misma en la siguiente comida o tentempié. En la Dieta de la Zona no hay sentido de culpa.

Pensaba que la grasa engordaba
Las grasas no tienen ningún efecto sobre la insulina. Sin embargo, las grasas insaturadas omega-6 pueden provocar la inflamación que se convierte en una trampa para la grasa. Por otra parte, las grasas monoinsaturadas (como el aceite de oliva virgen extra) no tienen ningún efecto sobre la inflamación.

He desarrollado estreñimiento ¿Qué debo hacer?
La Dieta de la Zona hace que tu metabolismo pase de quemar hidratos de carbono a quemar grasas. El metabolismo de la grasa requiere mayor cantidad de agua diariamente. Por lo tanto, el primer paso es beber más agua; has de beber al menos un 50% más. Has de beber un litro de agua por cada 25 kilos de peso corporal. Si eso no basta, simplemente añade más ácidos grasos omega-3 a la dieta para reducir este efecto temporal. Ésta es la razón por la que la primera semana de hacer la Dieta de la Zona recomiendo tomar cinco gramos de aceite de pescado al día.

¿Existen contraindicaciones para tomar ácidos grasos omega-3 de cadena larga?

Los ácidos grasos omega-3 de cadena larga derivados del pescado son grasas esenciales. Esto significa que el cuerpo humano no es capaz de sintetizarlos y por lo tanto se han de obtener de la alimentación. Respecto a la dosis recomendada: 4 cápsulas o una cucharadita si es en líquido, no suele causar ningún problema. Sólo las dosis mucho más altas (más de 10 g) se sabe que han provocado algunos trastornos intestinales. Con la dosis recomendada no hay ninguna interacción entre los ácidos grasos omega-3 y otros medicamentos o tratamientos.

¿Se pueden tomar ácidos grasos omega-3 durante el embarazo o la lactancia? ¿Pueden las madres dárselos a sus hijos?

Muchas investigaciones han demostrado que los ácidos grasos omega-3 están indicados para las madres (que, por ejemplo, pueden padecer depresión postparto por una deficiencia de omega-3) y para los bebés (en quienes se estimula el sistema nervioso central gracias al mayor aporte de ácidos grasos de cadena larga). La dosis para niños menores de 6 años es la mitad que la dosis para los adultos y desde los 6 hasta los 14 años es de tres cuartos. Según los estudios más recientes la administración de ácidos grasos omega-3 mejora la habilidad cognitiva y de la atención en los niños.

En www.enerzona.net podrás encontrar información sobre la Dieta de la Zona y los ácidos grasos omega-3.

Academia de la Zona

www.zoneacademy.com

La idea de crear www.zoneacademy.com surgió a raíz del éxito de los cursos Zone Consultant. Desde el año 2002, gracias a las enseñanzas de los académicos y profesionales con una gran experiencia de campo, muchos participantes de estos cursos han podido adquirir conocimientos específicos sobre los resultados de las últimas investigaciones acerca de la nueva nutrición. La nueva web www.zoneacademy.com pone a nuestra disposición, de manera continuada y fácilmente accesible, la información más reciente sobre las áreas de investigación relacionadas con el mundo de la estrategia alimentaria.

www.zoneacademy.com se ocupa principalmente de la ciencia de los alimentos y está dirigida a los profesionales de la salud. Es una web que pretende comunicarse eficazmente tanto con los profesionales de la medicina, como con todas las personas interesadas en el tema de la nutrición.

El principal objetivo de www.zoneacademy.com es proporcionar las últimas novedades sobre dietas y estar actualizada en este campo. Esta web pretende involucrar a los expertos a través del intercambio de opiniones, así como promover los conceptos de la estrategia alimentaria de la Zona.

La web se dividirá en varias secciones. Los trabajos científicos que presentarán los temas nuevos más importantes como diversas opciones de alimentos, el control del estrés, los ácidos grasos omega-3, la nutricéutica, la actividad física. Los documentos y archivos nos facilitan el acceso a la información más importante actualizada sobre diversos temas como la obesidad, la diabetes, los trastornos cardiovasculares, la inflamación, las proteínas, los hidratos de carbono y las grasas.

Otras páginas de esta web contienen los cursos básicos, conferencias y congresos, con el evento dedicado a los alimentos y a los trastornos relacionados con los mismos en el que se han impartido. La web también proporcionará documentación sobre las conferencias y los cursos. Por último, pero no por ello menos importante, a través de nuestros enlaces se podrá acceder a otros sitios web de interés científico.

BARRY SEARS, creador de la Dieta de la Zona
y presidente de la Inflammation Research Foundation
RICCARDO PINA, responsable de la Dieta de la Zona en Europa

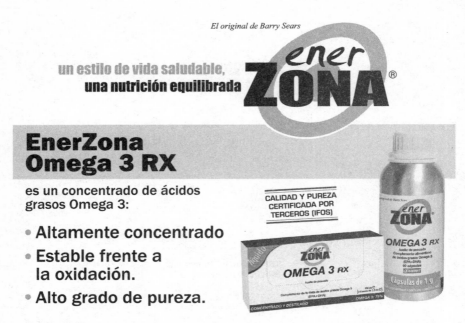

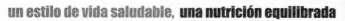
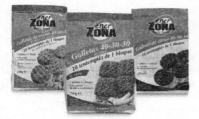
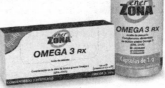
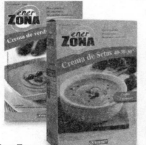
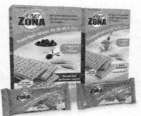
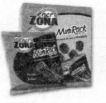
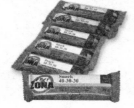